HYGIÈNE ET TRAITEMENT
DE L'HERPÉTISME

Herpétisme des organes génito-urinaires

HYGIÈNE ET TRAITEMENT

DE L'HERPÉTISME

HERPÉTISME DES ORGANES GÉNITO-URINAIRES

PAR

Le Dr E. BRAYE DE CHÉREILLE

LAURÉAT DES HOPITAUX

RÉDACTEUR A LA *Gazette des Hôpitaux*

ET A LA *Presse Médicale*

PARIS

Librairie Médicale et Scientifique, J. ROUSSET

36, RUE SERPENTE, 36

1902

...hronicis morbis, chronica remedia.

L'idée directrice de cette étude est, non de faire un traité de l'herpétisme (il nous coûterait d'avouer que nous aurions bien peu de chose à ajouter aux remarquables travaux de Gigot-Suard et au traité de M. Lancereaux), mais de ciseler par un travail particulier un des anneaux de la « chaîne herpétique » dont parle le Dr Lancereaux.

Ce sera l'herpétisme des muqueuses génitales... Nous étudierons d'abord la pathogénie de l'herpétisme en nous efforçant d'en expliquer clairement la nature. Puis, après avoir fait l'étude clinique de l'herpétisme des organes génitaux, nous chercherons à établir une hygiène de l'herpétisme, et un traitement rationnel de ses accidents d'après la pathogénie elle-même.

<h1 style="text-align:center">I</h1>

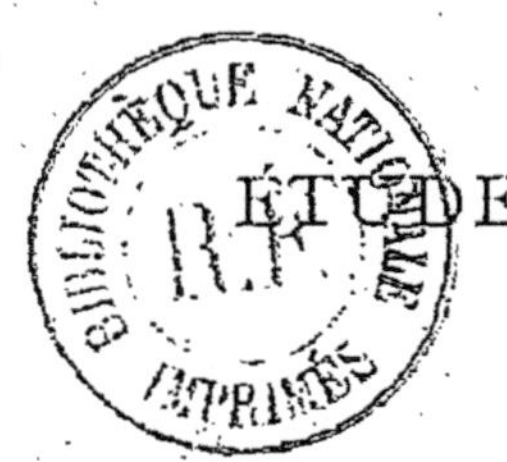ÉTUDE PATHOGÉNIQUE

Durand-Fardel dans son *Traité des mala-dies chroniques* classe l'herpétisme parmi les diathèses, c'est-à-dire les maladies consti-tutionnelles par anomalie de l'assimilation, et il ajoute : « Le sujet de l'herpétisme est un de ceux qui présentent le plus d'obscurité. Le mot herpétisme est un de ceux qu'on emploie communément en clinique, mais on le retrouve rarement en pathologie. Les auteurs moder-nes semblent en général craindre de s'aven-turer dans un pareil sujet et quelques rares travaux qui s'y rapportent paraissent plus propres à embrouiller qu'à éclaircir la ques-tion...

« L'herpétisme doit être considéré comme

synonyme de diathèse et répond à la dartre des anciens médecins, prise dans le sens diathé-sique, ou au vice dartreux ». (T. I, p. 18 et 261).

Ceci s'écrivait en 1868 et je pense que l'on s'aventure aujourd'hui avec autant de réserve et de crainte dans l'étude étiologique de cette diathèse.

Gigot-Suard dans son *Traité de l'herpé-tisme* (1870) faisait remarquer combien vagues et creuses étaient les dénominations dont on se servait alors pour désigner par un carac-tère propre cette faiblesse constitutionnelle : On disait principe dartreux, vice herpétique, disposition particulière de l'économie, in-fluence occulte. On appelait dartre ou herpès toutes les affections cutanées qui suivaient une marche chronique et avaient tendance à réci-diver. Le mot herpès, du verbe grec ἕρπειν, ramper, donnait déjà un caractère de ce mal que l'on avait défini ainsi : « dicitur herpes a serpendo, quod nimium anguim modo serpere videtur ; et quod, una parte senescente, morbus in proximam serpit (Sennert). »

Lorry (1777) puis Dumas, de Montpellier (1810), Fontan (1853) reconnaissent un principe dartreux ou herpétique, véritable virus semblable au virus syphilitique et qu'ils ont bien séparé du virus rhumatismal, scrofuleux, vénérien. Pour Hardy, « au mot dartre se rattache l'idée d'un vice radical, constitutionnel, d'une altération générale de l'économie, d'une modification toute particulièr. de l'organisme se traduisant par des éruptions sur la peau et les membranes muqueuses ». Wilan et son continuateur Bateman, sans s'occuper d'étiologie, avaient bien décrit cette « maladie cutanée appartenant à l'ordre des vésicules qui sont réunies en groupes distincts ou irréguliers reposant sur une base enflammée et sont accompagnées de douleurs et terminées par une desquamation. »

Bazin avait fait la même définition que Hardy (*Leçons théoriques et pratiques sur les affections cutanées de nature dartreuse et arthritique*).

M. Pidoux ajoute aux manifestations cutanées de l'herpès, les viscéralgies.

M. le Dr Caisso, de Montpellier, insiste sur la transmission par voie héréditaire de cette affection « qui peut rester longtemps à l'état latent, se traduisant seulement par des manifestations cutanées qui se font remarquer elles-mêmes par une grande persistance, des démangeaisons, une tendance à s'étendre et à récidiver. »

M. Cuigneau dans *l'Union médicale de la Gironde* explique le « vice herpétique » par un défaut de l'assimilation s'exerçant anormalement chaque fois que l'organisme se trouve dans un état de moindre résistance (faiblesse naturelle ou acquise, maladies antérieures, occasions morbifiques, révolutions physiologiques telles que la puberté, l'époque critique, écarts de régime, professions produisant une fatigue nerveuse, émotions morales).

Gigot-Suard dans son *Traité de l'herpétisme* vint mettre au point d'une façon presque définitive l'étiologie de l'herpétisme en montrant qu'il fallait en chercher l'origine dans les troubles de la désassimilation. Je ne puis mieux résumer son étude parfaite de la viciation du sang par les déchets de la désassimilation qu'en citant les conclusions qu'il en tire :

« Deux conséquences peuvent être tirées de la comparaison que je viens d'établir entre la composition immédiate du sang et celle des liquides excrémentitiels.

1° L'urination et la sudoration sont des fonctions de la régularité et de l'activité desquelles dépendent la nutrition normale des tissus et l'harmonie des autres fonctions de l'organisme.

2° C'est par l'appareil urinaire que le plasma sanguin se débarrasse de la plus grande partie des matériaux impropres à la nutrition.

L'appareil sudoripare élimine proportionnellement plus d'eau mais beaucoup moins de principes d'origine minérale et d'origine organique. Parmi ces derniers, ceux qui dominent dans la sueur, les sudorates, n'existent pas dans l'urine ou du moins leur présence n'y a pas été constatée d'une façon certaine. »

Si donc il y a insuffisance éliminatrice de déchets de la désassimilation et si, par suite, ceux-ci dépassent leur chiffre normal dans le plasma sanguin, il en résultera des phénomènes morbides du côté de la peau, des muqueuses, aussi bien que du côtés des mucles et des articulations.

Les expériences si intéressantes et probantes de Gigot-Suard viennent à l'appui de ces recherches. Les principes excrémentitiels qui se trouvent ainsi en excès dans le sang sont notamment ceux qui s'y trouvent en petite quantité à l'état normal et qui ne sont pas excrétés par la peau, tels que les urates, les oxalates, les hippurates, la xanthine et la créatine.

Acide urique. — Garrod avait déjà étudié les troubles causés sur la peau par l'acide urique en excès dans le sang.

Pourquoi, du reste, la peau, organe éliminateur par excellence, ne serait-elle pas influencée de la même façon que les autres organes et pourquoi l'acide urique ne produirait-il pas des lésions cutanées de la même manière que d'autres substances dont les effets sont bien connus (belladone, copahu, arsenic, mercure, iode) ?

Sur les animaux et chez l'homme les expériences sont concluantes et chaque fois qu'à l'hôpital Levroux, M. Gigot-Suard a administré de l'acide urique à la dose thérapeutique (o gr. 10 à o gr. 35), les malades ont eu de vives démangeaisons et des éruptions vésiculeuses. Dans ces vésicules, le microscope permettrait de découvrir des cristaux d'acide urique et d'urate de soude (Dr Faucher).

L'expérience du fil suffisait du reste à révéler la présence de l'acide urique, et comme elle est facile à reproduire je l'indiquerai en quelques mots :

Cet ingénieux procédé de Garrod consiste à mettre quatre à huit grammes de sérum du sang dans une capsule de verre aplatie et très peu profonde. On ajoute de l'acide acétique ordinaire (au titre de 28 pour 100) dans la proportion de 35 centigrammes pour trois grammes et demi de sérum. On plonge ensuite dans le mélange un ou deux fils extraits d'un morceau de toile ouvrée et non encore lavée.

Ces fils longs de deux à trois centimètres sont maintenus immergés à l'aide d'une baguette et l'on attend que le sérum soit coagulé à la température ordinaire, ou presque sec, ce qui demande de 40 à 60 heures.

Si le sérum est riche en acide urique, celui-ci s'est déposé le long des fils à la manière du sucre candi.

Acide oxalique. — Comme l'acide urique, l'acide oxalique s'élimine anormalement par la peau, et détermine en s'éliminant des altérations plus ou moins étendues du côté du système cutané.

Selon M. Gallois l'acide oxalique et par suite l'oxalate de chaux, paraît résulter d'une combustion plus avancée de l'acide urique ou des éléments destinés à le constituer, de telle sorte qu'il devrait se produire de l'acide oxalique dans le sang toutes les fois qu'il y aurait excès d'acide urique

Il est certain et Garrod a bien nettement

prouvé que le sang des goutteux renferme fréquemment de l'acide oxalique.

Quoi qu'il en soit, chaque fois que l'on a donné pendant un certain temps de l'acide oxalique à doses thérapeutiques (par exemple, o gr. 30 par jour pendant un mois), on a constaté une éruption de prurigo avec prurit intense (Gigot-Suard, *L'Herpétisme*, p. 30-31).

Hippurates. — Ils sont moins susceptibles d'agir sur la peau que les urates et oxalates, car ils sont beaucoup plus solubles. On a fait cependant quelques expériences donnant les mêmes résultats que les précédentes.

Urée. — A la dose de o gr. 50 dans les vingt-quatre heures dans les fièvres intermittentes, l'urée a donné au bout de huit ou quinze jours du coryza accompagné d'éruptions vésiculeuses et de cuisson à l'entrée des fosses nasales.

On a trouvé de la xanthine dans des squames de psoriasis et il est bien probable que des expériences faites pour la créatine et la cystine donneraient des ré ultats semblables.

* * * * * * * * * * * * *

Cependant les explications données par Gigot-Suard sur cette perturbation des fonctions excrétrices sont des plus vagues et lui-même le reconnaît.

Après avoir dit que les phénomènes d'assimilation et de désassimilation se passent dans le plasma sanguin, il ajoute que la connaissance des cau es même des perturbations qui se produisent dans ces phénomènes, nous échappent absolument : « C'est là l'intimité de la vie et le génie de la maladie, mystères que nous ne pénétrerons jamais. »

Il me semble cependant que nous devons pousser la que tion plus loin.

Cette intimité de la vie, des phénomènes de formation, de ré ovation et de dégénération des tissus organiques est sous la domination de l'innervation. Cette affection générale par modification du système nerveux entraîne une modification générale du système sanguin, mais c'est la modification du système nerveux qui préside et prédomine.

La fonction nerveuse agit en maîtresse toute puissante sur la nutrition et la désassimilation, et c'est sous sa direction que le système sanguin transmet à tous les tissus « une activité commune qui caractérise l'organisation de la vie » (Durand-Fardel).

. . . .

En effet, parmi les grands appareils qui sont les serviteurs de la nutrition, il n'en est pas un seul qui ne soit sous la dépendance absolue du système nerveux. L'une des fonctions du système nerveux est donc de conserver aux milieux liquides cette intégrité de composition qui est la condition de la vie normale des éléments anatomiques.

Par conséquent, les réactions nerveuses, en troublant le jeu des grands appareils, peuvent modifier la composition des plasmas et exercer indirectement une influence pathologique sur la nutrition des cellules.

Mieux encore, l'action du système nerveux

sur la nutrition est directe, et M. Ch. Bouchard en donne une explication bien claire : « Les « fibres nerveuses se distribuent partout dans « l'économie ; elles se terminent dans l'inté- « rieur de certains éléments ou à proximité « des autres éléments. Or, chaque fois qu'un « nerf entre en activité, il se produit, dans « toute sa longueur et à son extrémité, un cou- « rant électrique, qui a pour conséquences « nécessaires une modification mécanique, « physique ou chimique de la matière. A côté « du milieu humoral, il y a donc pour les élé- « ments anatomiques un milieu dynamique « qui est sous la dépendance directe du sys- « tème nerveux et qui, pour une part, peut « influencer les mouvements de translation « et de transmutation de la matière dans ces « éléments, c'est-à-dire la nutrition. Je ne sais « pas, je ne cherche pas s'il y a des nerfs tro- « phiques, mais je maintiens que directement « et indirectement, le système nerveux joue « un rôle trophique. Les réactions nerveuses « sont donc capables de troubler la nutrition « et, par conséquent, de produire la maladie,

« soit en agissant sur les grands appareils, soit
« en influençant les circulations locales, soit
« en excitant directement les cellules. »

Ici, c'est en agissant sur les organes de l'assimilation et de la désassimilation que les
réactions nerveuses produisent cette maladie
diathésique où les cellules ne paraissent pas
anatomiquement lésées, mais où l'activité
avec laquelle elles transforment les principes
immédiats se trouve amoindrie. Le résultat
sera l'herpétisme.

Mais, dans d'autres cas, avec la même origine nerveuse, qui se manifeste diversement,
ce sera le diabète ou l'obésité, ou la lithiase
biliaire, ou la goutte.

Toutes ces maladies dérivant d'une même
diathèse, reconnaissant toutes pour cause
directe ou indirecte les réactions nerveuses, et
ayant toutes pour caractère commun un trouble de la nutrition se rencontreront chez le
même individu ou dans la même famille.

Quand cette diathèse est héréditaire, il faut
reporter chez un ascendant le rôle pathogé-

nique des réactions nerveuses engendrant la diathèse dont héritera le descendant.

Si la diathèse est acquise, elle sera causée par tout ce qui peut produire la fatigue nerveuse. Comme nous verrons plus loin, la diathèse s'installera après un surmenage intellectuel, un travail cérébral excessif, des déception , des chagrins, des jouissances immodérées, des veilles, des abus génitaux, etc.

Je veux encore, sur ce sujet, citer M. Bouchard : « L'homme qui, en imprimant à son « système nerveux une activité viciée, ralentit « le mouvement de la nutrition dans tous les « éléments de son corps, ne produira désormais que des cellules à nutrition ralentie : « chaque cellule engendrant une cellule semblable, aussi bien au point de vue dynamique qu'au point de vue statique. Or, l'hérédité cellulaire commande l'hérédité familiale ; le ralentissement de la nutrition ne « se transmettra pas seulement aux éléments « de tel ou tel système, il pourra se retrouver « dans l'ovule, dans le spermatozoïde et, par

« conséquent, dans toutes les cellules de l'o-
« ganisme engendré. »

C'est surtout dans les classes, dans les professions où, la lutte étant plus difficile,
l'homme est obligé de donner toute sa force
cérébrale, d'user toutes les ressources de son
système nerveux jusqu'à l'épuiser, que viendra
se développer l'herpétisme.

Le luxe en effet, et les jouissances appar-
tiendront à ceux-là qui ont le plus lutté et ils
en abuseront fatalement. C'est donc généralement les classes aisées, chez lesquelles l'activité nerveuse est énorme et presque nulle
l'activité corporelle, qui souffriront de la diathèse herpétique.

L'ouvrier sera épargné, ce qui n'empêchera
pas la diathèse herpétique de faire son apparition chez les descendants de cet ouvrier s'ils
sont devenus par leu effort ou la force de leur
intelligence, des membres de la classe aisée.
Ils seront d'autant plus des herpétiques, que
leur organisme n'aura pour résister à la vie de
luxe et aux plaisirs du riche aucune résistance,

aucune accoutumance héritée de leurs ascendants.

.   .   .   .

Résumons : Sou l'influence de phénomènes nerveux, d'épuisement du système nerveux, la diathèse herpétique peut être favorisée et les phases successives peuvent se dérouler de cette diathèse à laquelle Gigot-Suard donna le nom d' « uricémie ». Il voulut insister par cette dénomination sur la prédominance de l'acide urique sur les autres principes excrémentitiels du sang.

D'une façon générale on pourrait dire d'un fils herpétique, né d'un père goutteux ou herpétique, qu'il est un « uricémique ». L'uricémie est la cause des tophus dont parle Bazin et des manifestations articulaires, manifestations dont le signe pathognomonique est la présence de cristaux d'acide urique dans le sérum du sang et la sérosité des vésicatoires.

Les accidents de l' « uricémie » sont différents suivant les tempéraments et l'expérience a permis de remarquer qu'un tempérament lymphatique prédispose aux manifestations cutanées et muqueuses, un tempérament sanguin aux affections articulaires et musculaires et aux congestions, un tempérament nerveux aux névralgies et aux névroses.

Mieux encore le docteur Gigot-Suard a pu, à la suite de ses recherches, démontrer que l'on trouvait plus souvent les acides urique et oxalique dans les produits pathologiques chez les individus sanguins et nerveux, et le phosphate ammoniaco-magnésien, la xanthine et la créatine chez les sujets lymphatiques.

.   .   .   .

Nous avons vu que les influences qui donnent à la poussée herpétique son mouvement de départ sont : une alimentation insuffisante ou trop azotée, les vins trop généreux, les boissons alcooliques ; toutes les causes de dépression nerveuse, les fatigues intellectuelles, les chagrins ; toutes les dermatoses. Les maladies infectieuses, les affections du tube digestif, du foie, du rein, agissent indirectement et favorisent l'évolution de la diathèse herpétique par cela même qu'elles troublent la nutrition et préparent l'accumulation des principes excrémentitiels.

Faisons une classe spéciale pour les affections des organes génitaux, les excès dans le coït, l'inconstance dans les amours. Pour M. le docteur du Castel il est des malades qui, tranquilles dans la vie ordinaire, voient infailliblement une poussée herpétique se produire chaque fois qu'ils se montrent infidèles à leur compagne habituelle. Notons encore la leucorrhée chez la femme et la blennorrhée même guérie depuis longtemps. M. Gaucher attribue au coït le rôle principal : « Chez l'homme, « l'herpès naît du coït, tantôt avec une femme « atteinte elle-même d'herpès, tantôt par une « irritation provoquée par le coït, surtout par « l'excès de coït, ou par le contact des sécré- « tions génitales de la femme.

« Chez la femme les causes sont à peu près « les mêmes. C'est le coït, soit simple, soit « l'excès du coït. Il n'est pas rare d'en cons- « tater l'apparition chez les jeunes mariées « aux premiers contacts. Il peut aussi provenir

« du contact d'un homme atteint lui-même
« d'herpès.

« Autres causes : les flux leucorrhéiques,
« l'accumulation de sébum chez les femmes
« malpropres : enfin l'écoulement blennorrha-
« gique et celui du chancre mou peuvent,
« comme chez l'homme, déterminer l'her-
« pès. »

Les excès génitaux ne sont pas néfastes seulement par la dépression nerveuse qui les suit,
mais aussi par la répétition de contacts sep-
tiques malgré tous les soins de l'hygiène.

La poussée herpétique ne s'accompagne
t-elle pas dans certains cas d'une évolution microbienne concomitante et dont les résultats
sont l'exfoliation complète et la fonte de la
muqueuse du gland en un liquide verdâtre,
purulent et d'odeur nauséeuse ?

Nous étudierons cet élément infectieux qui
vient s'ajouter à l'éruption vésiculeuse de
l'herpès, quand nous ferons l'histoire des
balanites et des balano-posthites herpétiques.

M. Lancereaux, dans son traité de l'herpétisme a réuni l'ensemble des études de Bazin

(arthritisme), de Sandras (état nerveux), de Bouchut (nervosisme), de Huchard (neura-taxie), sous un même lien de parenté.

Il a joint en une chaîne toutes les affections herpétiques dont les anneaux étaient épars. Si, après ces études, nous voulons, avant de faire le tableau clinique de l'herpétisme des muqueuses génitales, définir l'herpétisme, nous dirons :

L'herpétisme est une diathèse ayant son origine dans un désordre primitif de l'innervation, elle est héréditaire le plus souvent et non contagieuse.

Ses manifestations se produisent à longue échéance sur divers systèmes organiques, la peau et les muqueuses (où quelquefois vient se greffer un élément infectieux).

Leur cause est l'excès des principes excrémentitiels dans le sang, à la suite d'une insuffisance des fonctions éliminatrices de l'urination et de la sudoration.

II

MANIFESTATIONS DE L'HERPÈS SUR LES MUQUEUSES GÉNITO-URINAI- RES.

1° CHEZ L'HOMME

Gravelle urique et néphrite uratique.

A la suite d'une fatigue ou d'un changement de régime ou chez les gens dont la vie
est trop sédentaire, il se forme après la mic-
tion, sur les parois du vase, un dépôt qui se
sépare de l'urine et qui est solide, rouge et
granuleux. Mais cette séparation peut se faire
dans les voies urinaires au lieu de se faire dans
le vase et le sable rouge peut se fixer sur le
trajet des muqueuses urinaires.

Dans les uretères, il donne lieu à une sensation de cuisson, à des brûlures, à des dou-

leurs violentes qui seront de *fausses coliques néphrétiques*.

Cette sorte de gravelle se trouve chez des gens qui jamais n'ont eu un seul symptôme de goutte et il faut bien la distinguer de la gravelle goutteuse qui occasionne les *vraies coliques néphrétiques*.

Il est possible aussi que, le rein éliminant mal ou ayant à éliminer une surcharge d'acide urique, l'organe éliminateur s'altère lui-même.

Ces altérations peuvent être une congestion simple, mais aussi de véritables lésions de mal de Bright, et il se peut former ainsi une néphrite albumineuse causée simplement par des dépôts d'urate de soude dans le rein.

Les faits de ce genre sont assez fréquents et cliniquement on trouve des néphrites consécutives à la disparition d'herpétides internes ou externes et qui sont encore d'étiologie herpétiques.

Herpétides vésicales. — Il est incontestable que l'herpétisme prend une part considérable aux affections de la vessie (catarrhe vésical, cystite chronique).

On a pu vérifier qu'en donnant à dose médicamenteuse de l'acide urique ou de l'acide oxalique, les vaisseaux superficiels de la vessie étaient dilatés et comme variqueux et qu'il y avait congestion et même quelquefois inflammation de la muqueuse. On a vu des cystites accompagner des manifestations herpétiques cutanées et je citerai à ce sujet une très vieille et intéressante observation de Deidier (Consult. et observat. méd., Paris, 1754).

« Les démangeaisons, dont le malade se
« plaint depuis quelque temps, aux environs
« du fondement jusqu'aux testicules, et la né-
« cessité où il se trouve de rendre souvent son
« urine, dépendent selon toute apparence de la
« même cause que les attaques de goutte auquel
« il se trouve sujet, puisqu'on a constamment
« observé que ces démangeaisons ont aug-
« menté ou diminué à proportion que la goutte
« a disparu ou reparu... Il y a lieu de soup-
« çonner que cette dartre ou ces gales dont le
« propre est de ramper d'une partie à l'autre

« auront passé des parties externes aux envi-
« rons de l'urètre et du col de la vessie dont
« le tissu doit être devenu plus sensible, puis-
« que le malade ne saurait retenir longtemps
« une grande quantité d'urine et qu'il est
« obligé d'uriner souvent. »

BALANITE ET BALANO-POSTHITE
HERPÉTIQUE

Nous arrivons enfin à l'étude d'une des manifestations les plus fréquentes et les moins décrites de la diathèse herpétique, la balanite herpétique qui peut, suivant le degré, être une balanite simple ou une balano-posthite.

Cette balano-posthite elle-même peut être accompagnée et est en général accompagnée de manifestations herpétiques aux bourses, au périnée, à la rainure des cuisses, au pourtour de l'anus et en même temps sur toutes les muqueuses :

Herpétides palpébrales,

Herpétides sécrétantes du bord libre de paupières,

Herpétides des fosses nasales,

Herpétides labiales, buccales, linguales.

C'est ce syndrôme de la grande poussée herpétique dont nous allons faire le tableau clinique.

a) **Balanite simple**. — Dans le cas le plus simple il s'agit d'un érythème caractérisé par une douleur et une chaleur légères.

La muqueuse balano-préputiale et le gland où se localise le prurit, sont le seul siège de cet érythème.

En général cette petite poussée se fait le soir ou la nuit et elle suit de près les excès génitaux (surtout lorsque les rapports génitaux ont eu lieu avec une femme nouvelle). Elle apparaît encore comme conséquence d'une nutrition trop abondante, d'un abus sérieux des alcools et des aliments trop azotés.

En même temps que l'érythème dont nous avons parlé, on peut constater quelquefois un gonflement léger de la verge et du gland. Ce gonflement et cet érythème peuvent disparaître en une douzaine d'heures et tout en reste là.

Ordinairement l'érythème exist seule, sans gonflement et il peut faire place à un suintement lactescent ou jaunâtre qui naît des petites saillies punctiformes qui se sont formées dans la rainure balano-préputiale et qui, sans être des strophulus, en ont cependant l'apparence.

Elles ne sont jamais plus grosses qu'un grain de millet et contiennent en très minime quantité la sérosité blanchâtre dont nous avons parlé.

Du reste le suintement dure peu et les petites saillies qui le causaient disparaissent en trois ou cinq jours.

(C'est là le cas le plus ordinaire, mais parallèlement nous pouvons en décrire un autre. A la suite du gonflement et du prurit il survient des vésicules quelquefois rassemblées en groupes de quatre ou cinq, plus souvent disséminées sur une surface assez étendue à la partie interne du prépuce sur le gland, surtout sur sa couronne et dans la rainure balano-préputiale. Ces vésicules se rompent et donnent lieu à un suintement qui dure peu et disparaît également en 4 ou 6 jours)

b) **Balano-posthite herpétique.** — *Her-*

pès génital récidivant de l'homme (Gaucher, Fournier, Diday et Doyon). — Ici l'affection herpétique s'annonce d'emblée plus douloureuse et plus grave.

Les prodromes eux-mêmes sont plus accusés et chacun d'eux est tel que l'herpétique ne s'y trompe pas et qu'il prévoit les autres.

L'état général moins bon, une courbature, un malaise assez vague et une dyspepsie légère, un peu de fièvre précédant la poussée qui débute de préférence le soir ou la nuit.

En général l'herpétique est réveillé par une chaleur, une démangeaison qui se localise et a son maximum dans la rainure balano-préputiale, au gland, au périnée, aux bourses, à la rainure des cuisses et au pourtour de l'anus.

Le prurit est intense, intolérable et a pu faire donner par M. Mauriac, le nom d'herpès névralgique à cette manifestation douloureuse de l'herpétisme.

En même temps, une démangeaison très vive se fait sentir en diverses parties, à la figure, aux paupières, aux lèvres, aux plis articulaires, dans les aines, les poignets, les sillons interdigitaux et à l'éminence thénar.

Ce prurit très douloureux est accompagné d'un gonflement de la verge, du prépuce et du gland et assez souvent, au visage, les paupières et les lèvres prennent part à cet œdème.

Des plaques d'un rouge foncé, large comme une pièce de cinquante centimes, herpétides que M. Devergie appelle de l'eczéma nummulaire, apparaissent dans les plis articulaires, mais de préférence à la main, à l'éminence thénar et sur les premières phalanges des doigts.

En général le prurit assez douloureux cesse après un temps assez court (deux à trois heures).

Peu à peu, à mesure que disparaît l'inflammation du tissu cellulaire sous-cutané, le gonflement du scrotum disparaît. Il disparaît également au visage et il fait place :

a) Aux paupières : à des vésicules, herpétides palpébrales ;

b) Aux lèvres : à des vésicules, herpédites labiales ;

c) Aux parois buccales et à la langue : à des herpétides buccales et linguales ;

d) Aux fosses nasales : aux herpétides des fosses nasales accompagnées d'un coryza chronique antérieur (1).

Le gland présente maintenant une sorte de

(1) *a)* Herpétides oculo-palpébrales et lacrymales classées d'après leur nature et leur forme par Gigot-Suard, en :

Erythème palpébral, herpétides sécrétantes du bord libré des paupières, herpétides palpébrale, boutonneuse et acnéiforme, éruption ecthymatico-furonculaire des paupières, érythème de la conjonctive oculaire, herpétides boutonneuse et acnéiforme de la même muqueuse.

b) Herpétides de l'oreille externe (eczéma, pytiriasis, otorrhée).

Herpétides de l'oreille moyenne et de l'oreille interne (catarrhe chronique de l'oreille moyenne coexistant avec des herpétides nasales, pharyngo-nasales et pharyngiennes). Itard (*Traité des maladies chron. de l'oreille*, t. II, p. 120).

c) Herpétides labiales (herpès labialis).

Eczéma labialis, pemphigus.

Herpétides des parois buccales.

Herpétides gingivales, linguales, salivaires.

d) Herpétides des fosses nasales.

Coryza simple.

Eczéma et impétigo.

Pytiriasis.

turgescence et une teinte rouge uniforme en même temps qu'il est le siège de douleurs assez vives.

A mesure que le gonflement disparaît, on remarque sur la teinte rouge sombre persistante et dans la rainure balano-préputiale, sur toute la surface enflammée du gland, des éraillures superficielles, des fissures qui se rejoignent irrégulièrement et qui donnent à l'épithélium un aspect fendillé.

Ces abrasions marquent la place de vésicules très étendues et très multiples qui s'étaient formées et qui immédiatement, sans laisser le temps de les apercevoir, ont fait place à ces ulcérations ou mieux à ces éraillures de la muqueuse.

Elles donnent lieu à la sécrétion d'un écoulement d'abord opaque et blanchâtre puis vert et jaunâtre et nauséeux.

Des croûtes molles, jaunâtres, diphtéroïdes, faites de pus et de l'épithélium, se détachent et laissent à nu de petites ulcérations superficielles.

Ces ulcérations sont taillées à pic et la hauteur de leurs bords ne dépasse pas celles des couches superficielles de 1 épiderme qui constituent la paroi supérieure de la vésicule.

L'érosion se trouve limitée par un bord polycyclique et microcyclique suivant l'expression de Fournier, c'est-à-dire que les bords sont dentelés et que ces dentelures ont une forme arrondie.

La base sur laquelle reposent ces ulcérations est molle et œdémateuse. Que vont-elles devenir maintenant ? Des croûtes diphthéroïdes les recouvrent jusqu'au moment où un épithélium d'une muqueuse nouvelle se forme et fait définitivement disparaître tout écoulement purulent.

Cela peut durer cinq, dix et même quinze jours.

Si, après un prurit intense, la poussée herpétique se manifeste aussi aux parties environnantes du périnée, aux bourses, à la rainure des cuisses, au pourtour de l'anus et enfin sur la verge elle-même, il se forme là aussi des exfoliations par plaques et une sécrétion plastique abondante qui dure autant que celle du gland.

Au bout d'une dizaine ou d'une quinzaine de jours un épithélium nouveau s'est donc formé, une muqueuse nouvelle, et la grande poussée herpétique s'est terminée sans autre inconvénient.

Cependant au bout d'un certain nombre de poussées analogues, les papilles du gland peuvent s'hypertrophier, ce qui donne au gland vers sa couronne un aspect granulé.

Il devient plus dur au toucher et est comme tanné. C'est une « herpétide papillaire » analogue à « l'herpétide boutonneuse » des paupières (1) et la cause est la même pour l'une et pour l'autre (2).

(1) « Herpétide boutonneuse des paupières », nom donné par Gigot-Suard à la blépharite papillaire ou mieux à l'hypertrophie des papilles palpébrales.

(2) Les ulcérations herpétiques peuvent avoir un mode de cicatrisation spécial qui a été décrit d'abord par Legendre puis récemment par Bruneau. Cette évolution spéciale de ces ulcérations les fait ressembler à des plaques muqueuses. C'est ce qu'on pourrait appeler la cicatrisation hypertrophiante. L'ulcération en se cicatrisant est en quelque sorte soulevée,

Tel est le syndrome de la poussée de balano-posthite herpétique.

Il n'est pas rare de la voir se renouveler plusieurs fois en une année avec tout ou partie de ses manife.tations ou bien avec son intensité première.

Les herpétiques qui sont en proie à cette affection tenace et qui trouble tant leur existence devinent les approches d'une poussée nouvelle. Ils en ont du reste l'obsession constante et leur vie se passe à se désoler devant l'éruption qui évolue ou à trembler à la pensée d'une éruption prochaine.

Nous indiquerons comment ils peuvent entrer en lutte avec elle.

forme un plateau, mais c'est toujours là une hypertrophie simple, qui reste à l'état de plateau, jamais végétante et, bien qu'hypertrophique, l'ulcération guérit rapidement, sans traitement général et laissant à sa suite une tache rouge assez persistante mais jamais définitive.

DIAGNOSTIC
DE L'ULCÉRATION HERPÉTIQUE DU CHANCRE MOU, DU CHANCRE INDURÉ SYPHILITIQUE ET DE LA PLAQUE MUQUEUSE.

Le diagnostic peut être ou très facile ou très difficile suivant les cas que nous allons examiner.

Il sera facile quand on aura constaté l'existence des vésicules ou encore quand on a affaire à des ulcérations petites, bien groupées, ayant les caractères typiques que nous avons déjà étudiés et que nous allons revoir brièvement. Le professeur Gaucher a, dans une de ses cliniques à l'hôpital Saint-Louis, fort clairement défini ces caractères et c'est à lui que nous les emprunterons dans cette étude résumée.

Ces ulcérations sont tantôt isolées, tantôt en groupes, confluentes. Les ulcérations isolées sont arrondies et régulières, creusées à pic, à l'emporte-pièce ou à l'évidoir.

Les confluentes sont réunies sous forme de

plaques, dont chacune a un contour irrégulier, polycyclique, les bords sont formés par des segments de circonférence, puisque la plaque résulte de la fusion de plusieurs ulcérations arrondies.

Ce caractère polycyclique sur lequel a tant insisté M. Fournier est excessivement important, car, dans les cas douteux, il peut déterminer le diagnostic. Cés segments de circonférence, ces bords de la plaque sont d'ailleurs également taillés à pic, à l'emporte-pièce.

Dans les cas que nous avons étudiés où un œdème léger se trouve au-dessous de l'ulcération, cet œdème est toujours mou et fugace.

L'éruption herpétique, comme toutes les éruptions cutanées, retentit sur le système lymphatique ; surtout dans les cas d'éruption confluente on observe une adénite inguinale, mais cette adénite est toujours peu marquée, toujours temporaire, elle se résout assez rapidement ; quelquefois il existe une légère douleur de ces ganglions, mais jamais ils ne suppurent.

Chancre mou. — Quand les ulcérations herpétiques sont confluentes ou quand elles sont isolées en plaques larges, il faut faire le diagnostic avec le chancre mou. Voici les principaux caractères distinctifs.

Il n'y a jamais de prurit dans le chancre mou, ni avant, ni pendant.

Les chancres mous sont habituellement disséminés, isolés, avec un contour plus ou moins régulier, mais jamais formé par des segments de circonférence, ni entouré par un liséré rouge inflammatoire, comme les vésicules à ulcérations herpétiques.

Le fond de l'ulcération herpétique est rosé ou recouvert d'une membrane blanchâtre diphthéroïde ; le fond du chancre mou est grisâtre.

L'ulcération herpétique est plus superficielle, beaucoup moins étendue que le chancre mou ; celui-ci est plus profond, à bords décollés, à suppuration abondante.

La marche envahissante du chancre mou est lente, mais il a en revanche une tendance marquée à s'élargir et à s'accroître, l'ulcération herpétique apparaît rapidement.

Dans l'herpès il y a une adénopathie inguinale insignifiante ; au contraire dans le chancre mou, le bubon suppuré est la règle.

Cependant malgré tous ces signes, s'il y a hésitation, si les lésions ont été ou ont pu être dénaturées par des infections secondaires, il n'y a qu'un moyen de diagnostic, c'est l'auto-inoculation toujours positive pour le chancre mou, négative pour l'herpès.

Chancre syphilitique. — Reportons-nous ici à l'étude diagnostique du professeur Gaucher.

« Deux cas se présentent :

Premier cas. — L'ulcération herpétique ressemble à un chancre induré. Il y a en effet une forme d'herpès qu'on peut appeler herpès solitaire, c'est l'herpès chancriforme de Ricord ; il est caractérisé par une ulcération unique qui peut être prise pour un chancre, mais elle est douloureuse et superficielle, sans adénopathie inguinale ou avec une adénopathie insignifiante.

Elle guérit seule et sans traitement.

Le chancre syphilitique, lui, repose sur une base dure ; il existe une adénite inguinale polyganglionnaire avec prédominance d'un ganglion sur les autres (bubon satellite) : ce chancre n'est pas douloureux, et son évolution est beaucoup plus longue et persistante que celle de l'ulcération herpétique.

Cependant, il y a des cas douteux où le diagnostic doit rester en suspens pendant un mois, six semaines jusqu'à l'apparition des accidents secondaires (1).

Deuxième cas. — Le chancre induré est accompagné d'ulcération herpétiques. L'histoire est banale et presque toujours la même. Un individu sujet à l'herpès, voit apparaître des ulcérations multiples auxquelles il ne prend pas garde ; ces ulcérations guérissent rapidement, mais il y en a une qui persiste, qui grandit, qui s'indure et, au bout du temps voulu, apparaissent les accidents secondaires. Ce

(1) Les herpétiques sujets à ces ulcérations solitaires du gland, comme ceux qui sont sujets à l'herpès récidivant buccal, sont souvent obsédés par la peur de la syphilis. Malgré tout ce que l'on peut leur dire pour les rassurer, ils sont profondément malheureux, leur moral est très atteint et ils deviennent des syphilophobes au suprême degré.

n'est plus ici un herpès chancriforme, mais bien un chancre herpétiforme.

Plaques muqueuses. — Les plaques muqueuses sont des érosions aplaties, quelquefois saillantes et végétantes, mais non creusées à l'emporte-pièce ; elles sont indolentes, non prurigineuses, elles ont une odeur de fétidité particulière, *sui generis*, elles sont accompagnées d'adénopathie qui dépend du chancre qui les a précédées, tandis que l'adénopathie de l'herpès est insignifiante, je le répète ; enfin, il y a coexistence de plaques muqueuses de la gorge, de roséole (Gaucher). »

Herpétides du gland. — L'herpès du gland peut produire de petites ulcérations qui durent peu et ne laissent place à aucune espèce d'induration. Le diagnostic sera facile avec le chancre syphilitique et nous venons d'en étudier les caractères différentiels. Cependant si ces ulcérations herpétiques ont été malheureusement traitées au nitrate d'argent (comme cela arrive trop souvent) elles s'indurent et l'on devra s'inquiéter de ce détail pour reconnaître une syphilis ancienne d'une ancienne manifestation herpétique. L'herpès pourra produire au gland d'autres manifestations déjà décrites. Nous avons vu que la muqueuse peut s'injecter, s'arboriser, prendre « l'aspect de peau de crocodile ». Des canalicules qui se sont formés, sort un liquide purulent. Cette forme, nous la connaissons et elle précède de près l'exfoliation de la muqueuse.

Mais cette muqueuse peut aussi se sécher, se parcheminer. « Sa surface est inégale, sèche, couverte de lambeaux furfuracés et assez semblable à l'ichthyose. Cette induration est due suivant toute probabilité à des exsudats inflammatoires déposés au sein des tissus malades. » (Fournier. *Nouv. Dict. de méd. et de chirurg. prat.*, t. IV, p. 520.)

Blennorrhée. — Swédiaur avait reconnu l'existence d'une véritable blennorrhagie herpétique, et, sans vouloir en confirmer l'existence, Lancereaux prétend simplement que la blennorrhagie a plus de tendance à se prolonger ou à récidiver chez les herpétiques, que chez les autres malades.

Cependant il parle d'un écoulement crémeux, non gonococcique, « qui accompagne parfois le prurit des parties génitales et qui dure toujours peu de temps. »

Mais c'est précisément là le caractère de la blennorrhée herpétique, ou de l'herpès de la muqueuse uréthrale. Cette blennorrhée peut accompagner des manifestations herpétiques postérieures ou coïncider avec la disparition de ces herpétides.

En général la guérison de cette blennorrhée est suivie d'autres manifestations herpétiques du côté de la peau, des autres muqueuses ou des articulations. On n'a fait que déplacer les manifestations qui étaient d'abord apparues du côté de l'urèthre. Les lésions de la muqueuse uréthrale ont été étudiées par Gigot-Suard et consistent en :

1° Une hypérémie que caractérisent la rougeur et l'injection de la muqueuse.

2° Des granulations rouges, quelquefois grisâtres.

3° Des exulcérations constituées par des abrasions épithéliales.

4° Des épaississements plus ou moins

étendus de la muqueuse, des coarctations, des rétrécissements de l'urèthre.

Prostatorrhée. — La congestion de la prostate qui est la complication ordinaire des autres herpétides des organes génitaux et en particulier des blennorrhées, peut être indépendante ou causée par l'extension d'une herpétide muqueuse voisine.

Spermatorrhée. — Comme les muqueuses et les canalicules urinifères du rein, les muqueuses des canaux éjaculateurs, du canal déférent et des vésicules séminales peuvent être d'emblée le siège de manifestations herpétiques ; mais ces manifestations peuvent aussi résulter du déplacement d'une herpétide externe ou interne, ou de l'extension d'une herpétide voisine comme celle du canal uréthral ou de la vessie. Et je n'ai sur cette question qu'à rappeler les nombreuses observations de Gigot-Suard et surtout celles de Lallemand (*Des pertes séminales involontaires,* t. i, p. 225) dont je veux citer la conclusion:

« Les affections cutanées se sont déplacées

« sur la membrane muqueuse des organes
« génito-urinaires. Ainsi ces malades ont
« éprouvé des uréthrites plus ou moins répé-
« tées, des cystites aiguës ou chroniques, de
« vives irritations de la vessie, des inflam-
« mations des testicules, de la prostate, des
« douleurs dans les cordons spermatiques.

« Et bien qu'ici il n'y ait ni gonocoque,
« ni blennorrhagie, on retrouve chez ces ma-
« lades les mêmes symptômes que chez les
« malades dont les pollutions étaient dues
« aux uréthrites contagieuses. »

2º CHEZ LA FEMME

Vulvite. — La vulvite est caractérisée par
le gonflement des grandes et des petites lèvres,
leur rougeur très vive et la douleur, la chaleur
rendant l'examen impossible, des érosions et
des ulcérations très superficielles et un écoulement purulent, jaune verdâtre, très abondant.

A toutes les causes de cette inflammation
aiguë de la muqueuse vulvaire (froid, malpro-

preté, attentat à la pudeur), Courty pour la première fois, dans son traité des maladies de l'utérus, a ajouté l'herpétisme. La vulvite herpétique peut être un *simple érythème* de la muqueuse avec prurit et douleur ou l'on peut avoir des *herpétides sécrétantes* comme le pemphigus.

Si les papilles des petites lèvres sont hypertrophi'es, on a la *vulvite granuleuse ou boutonneuse* comme il existe une blépharite granuleuse ou une herpétide granuleuse du gland. S'il y a hypersécrétion des glandes des petites lèvres et des grandes lèvres, le mucus et la matière sébacée forment à leur surface un enduit blanchâtre, c'est *la stéarrhée vulvaire*

Névroses de la vulve. — On rencontre assez souvent dans l'herpétisme de l'hyperesthésie vulvaire indépendante de toute lésion de la muqueuse.

Les symptômes sont très variables comme intensité. Parfois ils consistent en une simple démangeaison, une sensation de brûlure, de pincements insupportables; d'autres fois, l'exaltation de la sensibilité étant poussée au plus haut degré, la souffrance est extrême et va presque jusqu'au délire.

Le docteur Burns de Glascow regarde l'hyperesthésie comme un mode particulier de névralgie du nerf honteux interne. Elle peut coïncider avec quelque autre herpétide vulvaire.

Vaginite herpétique. — C'est la douleur, la cuisson, de la tension et de la pesanteur dans les parties, une sensation de chaleur et de boursouflement de la muqueuse au toucher, une diminution notable du calibre du vagin, quelquefois de violentes démangeaisons dans les parties extérieures, qui constituent les premiers signes de la vaginite herpétique. Ajoutons la difficulté, la douleur et même l'impossibilité des rapports sexuels ; l'introduction du spéculum est très pénible et permet de reconnaître une muqueuse enflammée, rouge foncé ou violacée. Elle est parfois recouverte du liquide qui constitue l'écoulement.

Cet écoulement d'abord clair, incolore, acide, puis d'une consistance plus épaisse, blanc verdâtre ou jaunâtre, est constitué d'après le docteur Tyler Smith par des cellules épithéliales au milieu d'un plasma acide. La couleur blanchâtre et crémeuse est due soit à la présence d'une grande quantité d'écailles épithéliales, soit à la sécrétion alcaline qui se fait par le col utérin réagissant sur la sécrétion vaginale acide. Quand l'inflammation a duré quelque temps avec une certaine intensité, on trouve un mélange de globules de pus et des débris d'épithélium. La douleur locale devient beaucoup moins vive quand l'écoulement est franchement établi. (F. Churchill. *Traité pratique des maladies des femmes*).

D'après Beale, dans la leucorrhée vaginale, il se forme, à la surface de la muqueuse, ur grand nombre de cellules imparfaites d'épithélium et aussi des globules de pus.

Ceux-ci peuvent prendre naissance dans des cellules d'épithélium vaginal ayant leur forme distinctive; mais ce sont surtout les cellules plus jeunes d épithélium vaginal et les cellules de l'épithélium des follicules de la membrane muqueuse qui en se subdivisant, donnent enfin naissance à une multitude de cellules granuleuses, sphériques, que nous connaissons sous le nom de globules de pus, lesquels eux-mêmes se divisent et se subdivisent rapidement. . . . .

Comme pour toutes les autres muqueuses, on a encore ici ou un *simple érythème* (la muqueuse est congestionnée et hypertrophiée — peu de chaleur et de douleur — écoulement analogue à celui de la vaginite — coïncidence de cet érythème avec quelque autre herpétide vaginale) ;

Ou bien des *herpétides vésiculeuses* ;

Ou des *herpétides boutonneuses* (hypertrophie des papilles de la muqueuse) ;

Ou enfin des *herpétides sécrétantes à produits solides*. Ces produits épais et quasi-solides parcheminent le vagin et en couvrent la muqueuse d'un enduit blanchâtre présentant la consistance du fromage et formé par la desquamation épithéliale continuelle de cette muqueuse.

Ces productions viennent de la disposition remarquable à végéter que possède la muqueuse vaginale et ont été longuement étudiées par le professeur Courty de Montpellier (*Traité des maladies de l'utérus*).

Herpétides utérines (1). — Ces herpétides ont été étudiées assez longuement par le professeur Lancereaux, et je crois devoir reproduire in extenso ses conclusions :

« L'herpès du col se montre peu à l'état vésiculaire. Il apparaît d'ordinaire sous la forme de taches circulaires diversement groupées ; ces taches déprimées, privées d'épithélium, de l'étendue d'une demi-lentille, de coloration rouge ou rosée, ne tardent pas à disparaître, même spontanément. . . . .

« Le docteur Guéneau de Mussy a pu voir des vésicules réunies et groupées à la surface du col utérin ; mais d'ordinaire ces vési-

(1) Nous ne parlerons pas du vaginisme par névrose de la muqueuse vaginale qui n'est pas observé dans l'herpétisme.

cules sont remplacées par une surface plus ou moins étendue, rouge, violacée (érythème du col), quelquefois granulée, suintante, ou couverte d'un dépôt pultacé et jaunâtre.

« Dans quelques cas, la muqueuse de l'intérieur de l'utérus est en même temps le siège d'une sécrétion demi-transparente ou opaque ; et alors, cette sécrétion, à sa sortie, irrite assez généralement la membrane muqueuse du col qui est rouge, desquamée ou superficiellement érodée sur les points de contact avec le liquide sécrété. »

Ces lésions coexistent d'ordinaire avec des éruptions semblables de la peau ; elles ont une durée passagère, disparaissent, reviennent par poussées successives et enfin guérissent.

« Elles se distinguent non seulement par leur dissémination à la surface du col et du vagin, mais en outre, alors même qu'elles se sont transformées en érosion, par leur siège différent de celui de la métrite ordinaire du col utérin, qui s'étend en général à tout le museau de tanche... »

« Le docteur Guéneau de Mussy admet en outre, sur le col utérin, des saillies papuliformes, disséminées ou agminées coïncidant avec des éruptions papuleuses du tégument externe... (Ce sont les herpétides boutonneuses du col...)

« Cette dernière affection se montre sous l'apparence de petites saillies grisâtres ou jaunâtres, arrondies, isolées, groupées ou disséminées sur le museau de tanche, et quelquefois disposées en couronne autour du col. »

A cette description nous ajouterons une autre forme de l'herpès du col, que Gigot-Suard appelait l'herpès fongueux du col.

On observe souvent chez des femmes herpétiques, un état du col ainsi caractérisé : hypertrophie, ramollissement de l'épithélium qui s'enlève très facilement, et se reproduit très vite, abrasions et excoriations épithéliales, papilles hypertrophiées, rouges, saignantes.

Cette dernière affection du col peut être comparée jusqu'à un certain point au ramollissement fongueux des gencives que l'on rencontre très souvent dans la diathèse herpétique (herpétides gingivales).

Herpès cataménial. — Cette forme de l'herpès est un accident tellement fréquent qu'il est considéré par la plupart des femmes comme un phénomène naturel. Il est toujours bénin bien que par sa forme, par ses localisations, il puisse être comparé à l'herpès récidivant de l'homme. La comparaison doit du reste s'arrêter là, car, ici l'éruption ne diffère en rien de l'éruption herpétique ordinaire et bénigne.

A chaque époque menstruelle, elle se montre, ordinairement au pourtour de la bouche, au niveau de la pointe et des ailes du nez et à la vulve. Chez certaines femmes l'éruption adopte des lieux d'élection qui surprennent : on l'a vue se montrer au cou, aux fesses, sur le mont de Vénus. Le docteur du Castel a observé une dame qui, à la fin de chaque époque, voyait se produire une éruption herpétique au-dessus du sein gauche.

Je le répète, cette éruption est presque toujours peu abondante et on ne s'en préoccupe que lorsqu'elle occupe des sièges trop insolites.

III

ROLE DE L'INFECTION DANS L'HERPÉTISME

Cherchons maintenant s'il y a dans l'herpétisme un élément infectieux et quelle est la part de cet élément dans les processus herpétiques.

.   .   .   .

Le défaut de repos, de sommeil, l'entraînement, l'épuisement nerveux, les auto-intoxications, les désordres circulatoires, digestifs, sécrétoires, mentaux, la fièvre, les troubles de la nutrition, les surmenages locaux, le surmenage général, le surmenage intellectuel, les fatigues physiques et morales, les diathèses, les conditions sociales, les mœurs d'une époque qui font que tantôt le surmenage, tantôt le luxe entrent en scène, tous ces éléments d'infériorité facilitent la pullulation des germes, affaiblissent le pouvoir bactéricide chez l'individu, affaiblissent les activités phagocytaires et partant permettent une extension plus rapide des germes, une plus grande abondance des virus.

Nous savons maintenant que les réactions nerveuses (et c'est ici le cas, puisque nous avons vu que ces réactions dominent la diathèse herpétique), nous savons, dis-je, que le système nerveux agit pour modifier l'intimité des tissus, fait varier la température, accélère ou ralentit la consommation du sucre, augmente ou diminue la vitalité cellulaire, transforme pour ainsi dire le bouillon de culture qu'est notre organisme, inhibe la vie cellulaire et peut fort bien s'opposer, grâce à la paralysie des vaso-dilatateurs, à l'arrivée des phagocytes.

Nous savons en outre que les éléments nerveux qui régentent la nutrition subissent l'atteinte des sécrétions bactériennes. (C'est à l'aide du virus pyocyanique qu'a été réalisé le premier accident nerveux dû à des toxines ; de même, c'est en agissant sur le bacille du pus bleu qu'on a démontré expérimentalement l'influence du névraxe sur l'infection.)

Ces découvertes de Charrin et Rüffer ont reçu de nombreuses confirmations (Helman, Roger, Roux, Yersin).

On sait que les toxines agissent sur les vaso-moteurs, sur le cerveau, sur la moelle, sur les troncs périphériques ; grâce à ces actions, ils régentent l'excitabilité musculaire affaiblie ou accrue, les actions des plexus. On conçoit par là de combien de façons le terrain de culture peut être préparé sans parler des effets d'exaltation directe, comme on en voit *in vitro* : aureus et bacille de Pfeifer, tuberculine, streptocoque.

Les maladies de la nutrition seront de cette façon une puissante cause des infections microbiennes. Prenons par exemple le diabète. Le bacille de Koch évoluera à son aise chez le diabétique parce qu'il trouvera chez lui les mêmes éléments que dans son habitat naturel, la vache laitière. Le sucre favorise ici doublement la présence de l'agent pathogène, d'abord parce que ce corps rend plus propice le terrain de culture et ensuite parce que la glycose affaiblit la résistance des cellules de l'organisme.

Donc, dans l'arthritisme, dans l'herpétisme, le terrain serait tout préparé pour favoriser une infection secondaire :

a) Parce que la composition chimique de l'organisme chargé de principes excrémentitiels facilitera la multiplication microbienne où la virulence microbienne.

b) Parce que les éléments nerveux sous cette influence et en raison même de la diathèse auront perdu leur vitalité ;

c) Parce qu'enfin les cellules seront trop affaiblies pour la lutte et que les plasmas auront perdu en partie leur pouvoir bactéricide et antitoxique ;

Donc la nature de l'herpétisme peut être déclarée infectieuse en ce sens que la diathèse est causée par un désordre du système nerveux et que celui-ci peut être dû à une action des toxines.

Nous demandons la permission de citer à ce sujet l'opinion et les expériences du professeur Roger (*Les maladies infectieuses*, t. II) :

« On est, malgré soi, porté à rapprocher l'herpès des fièvres éruptives vésico-pustuleuses. Seulement on peut se demander si l'élément éruptif est lié à une décharge microbienne ou à une action des toxines sur le système nerveux. »

Nous avons vu qu'il pouvait dans certains cas s'agir d'une action des toxines et jamais d'une décharge microbienne (le liquide clair et absolument privé de microbes des vésicules l'indique du reste suffisamment).

Le professeur Roger ajoute : « En faveur de l'action des toxines, nous pouvons rappeler les cas d'herpès que nous avons observés chez des malades traités pour le lupus par des injections sous-cutanées de cultures stérilisées de streptocoque et de prodigiosus

« L'injection de ces liquides était suivie de réactions violentes : malaises, nausées, vomissements, fièvre et, dans quelques cas, du développement d'un herpès labial, parfois fort abondant.

« On ne peut évidemment invoquer pour ces faits qu'une action des toxines.

« Cependant, nous savons trop que des mécanismes différents peuvent donner des résultats analogues pour tirer une conclusion définitive. Il faut ajouter que le liquide des vésicules herpétiques ne semble pas infectieux. (Un de nos élèves s'est inoculé sous la peau du flanc avec le contenu des vésicules sans produire aucune lésion). D'un autre côté, l'examen du liquide clair des vésicules ne montre pas de bactéries, mais y décèle simplement la présence d'éléments particuliers que Pfeiffer considère comme des protozoaires. »

« Quoi qu'il en soit, on observe souvent des malades atteints d'éruptions vésiculobulleuses qui, par leur marche, ressemblent à la variole. Nous pouvons en citer deux exemples.

Une jeune fille de dix-sept ans est prise brusquement de céphalée, de vomissements et d'un peu de fièvre.

Le lendemain une éruption apparaissait : c'était au niveau des lèvres une plaque d'herpès. Mais sur la région claviculaire gauche, on trouvait quatre vésicules aberrantes, isolées, louches qui auraient pu, au premier abord, induire en erreur. Nous rejetâmes, d'après l'aspect clinique, le diagnostic de variole et l'examen du sang confirma notre opinion.

Le deuxième cas concerne une femme de soixante-cinq ans, qui le 5 décembre ressentit de la fièvre, du frisson, des maux de rein, et des douleurs dans les genoux. Cet état persista jusqu'au 11 décembre. Alors apparut une éruption qui fut considérée comme étant de nature variolique et fit envoyer le malade dans notre service.

La température est 39°5. Le 12 au soir elle monte à 40°. Le 13, le malade souffre encore de maux de tête et d'une rachialgie si violente qu'elle peut à peine se tourner dans son lit.

En examinant les téguments, on trouve quelques vésicules d'herpès autour des lèvres ; sur la face interne de la cuisse gauche, on voit deux placards, situés l'un à l'union du tiers supérieur avec le tiers moyen, l'autre à l'union du tiers moyen avec le tiers inférieur. Un placard semblable occupe la partie moyenne de la face interne de la cuisse droite, un autre la partie postérieure de la crête iliaque gauche.

Chaque placard a la même étendue, un peu inférieure à la paume de la main ; il est rouge, recouvert de pustules grosses comme celles de la variole et bien séparées les unes des autres. Un placard semblable, mais plus petit, siège à la région correspondant au condyle interne de la cuisse gauche, quelques pustules semblables à celles des placards sont disséminées au-dessous du pli inguinal gauche.

Les jours suivants, les pustules deviennent un peu plus volumineuses ; quelques-unes sont

cohérentes, mais elles restent toutes bien dis-
tinctes.

La fièvre diminue, et le 17, la température
tombe à la normale ; en même temps, les tra-
ces d'albumine qui existaient depuis le début,
disparaissent ; les pustules se dessèchent : elles
sont croûteuses le 21 et la chute des croûtes
laisse des cicatrices pigmentées : il n'existe à
leur niveau aucun trouble sensitif.

L'examen hématologique en montrant une
belle polynucléose a bien établi qu'il ne s'agis-
sait pas de variole, et ce diagnostic a été
confirmé par le développement de deux pustules à la suite de la vaccination pratiquée le
lendemain de l'entrée. »

Nous voyons donc qu'il y a des formes qui
par leur aspect clinique ressemblent beaucoup
aux fièvres éruptives vésico-pustuleuses.

Cependant malgré l'action reconnue des
toxines sur le système nerveux, malgré la
marche de certaines éruptions herpétiques,
nous sommes forcé de reconnaître et nos
recherches personnelles nous obligent à répé-
ter : « l'examen du liquide des vésicules ne

montre pas de bactéries, mais y décèle simplement la présence d'éléments particuliers que
Pfeiffer considère comme des protozoaires...»
(Je ne parle que pour mémoire de la présence
dans ces vésicules des urates et des oxalates.
Nous avons étudié suffisamment cette question
dans la pathogénie de l'herpès.)

Cependant nous avons vu que les ulcérations dans les balano-posthites herpétiques,
dans les herpétides du gland, dans les vulvites,
dans les herpétides du vagin, etc., donnaient
souvent lieu à un écoulement jaune verdâtre
et purulent. Quand on trouve dans cet écoulement des streptocoques, c'est qu'il s'agit d'une
infection secondaire. Nous avons vu avec
quelle facilité l'herpétisme faisait tomber les
barrières épithéliales. Il permet ainsi aux
nombreux bataillons de bactéries qui siègent
dans la rainure balano-préputiale et à la surface de nos téguments de s'introduire en masse
par la porte d'entrée qui n'est autre que l'ulcération herpétique.

IV

HYGIÈNE DE L'HERPÉTISME

Nous n'avons étudié dans les chapitres précédents qu'une série des manifestations de l'herpétisme. Que l'herpétisme débute chez l'individu par des manifestations du côté des organes génitaux ou que ces manifestations soient intercurrentes dans toute l'évolution de la diathèse, elles n'empêcheront malheureusement pas les autres de se produire. Le diagnostic herpétisme impliquera forcément l'idée d'une maladie de très longue durée ayant commencé par des migraines, des névralgies, se continuant par des troubles digestifs, des désordres vaso-moteurs et des désordres intellectuels, des lésions cutanées et muqueuses et devant se terminer par des lésions des articulations, du système artériel, du cerveau, des reins ou même des poumons.

La forme que nous venons d'étudier est la moins grave et si les accidents qui la constituent sont pénibles, par le prurit, la douleur, la dépression que causent les rechutes, etc., cependant, ils ne deviennent un danger que très tardivement et ne menacent pas l'existence.

Mais il en est une autre beaucoup plus grave qui expose à des infirmités sérieuses des personnes encore jeunes, et menace singulièrement leur existence. La forme commune est intermédiaire aux deux précédentes. Lancereaux décrit pour l'herpétisme une phase de désordres fonctionnels ou dynamiques dont les seuls ennuis sont les inquiétudes, les souffrances du malade qui se croit toujours mortellement atteint à chaque indisposition.

Après cette période vient la phase des lésions matérielles ; celle-ci est grave par les infirmités auxquelles elle expose, l'impossibilité de marcher si les articulations sont atteintes, par le danger si le système artériel vient à se prendre. « L'altération du système artériel, voilà le danger réel, le grand ennemi ; mais ce danger, comme il est facile de le comprendre, varie avec l'importance fonctionnelle des vaisseaux plus spécialement affectés » (Lancereaux).

En somme l'herpétisme, malgré qu'il vous laisse pendant de très longs stades en bonne santé, est une maladie sérieuse.

Est-il possible de guérir totalement cette maladie ? Nous le croyons et nous pensons que l'organisme peut parvenir à se débarrasser des prédispositions morbides les mieux établies, même si elles sont héréditaires, à condition qu'il soit soumis assez tôt et pendant un temps convenable à une hygiène appropriée.

. . . .

Après avoir étudié l'influence d'une hérédité nerveuse prépondérante dans l'herpétisme, nous avons vu que la cause effective est l'uricémie c'est-à-dire l'excès d'acide urique, et aussi d'acide hippurique, oxalique, etc., dans les plasmas.

Deux théories sont en présence pour expliquer cette uricémie et nous croyons intéressant de les rappeler brièvement.

Pour le professeur Bouchard, cette affection est due au ralentissement de la nutrition qui empêche le dédoublement des matières albuminoïdes. Les acides de l'économie sont le résultat d'une destruction incomplète, trop lente, des substances organiques et l'acide urique n'a pas à cet égard une autre origine que les autres acides. Et la présence de ces acides donne lieu à la diathèse acide dont la goutte, l'herpétisme et les gravelles acides sont les manifestations.

Ces acides proviennent soit des aliments, soit des fermentations vicieuses qui s'accomplissent dans le tube digestif, particulièrement sous l'influence des dilatations d'estomac.

D'où le rôle très important de ces dilatations dans la production de cette affection.

Les acides qui s'éliminaient normalement par la sueur, l'intestin et les urines, s'accumulent au moindre trouble, dans l'organisme (1).

(1) Par la sueur s'éliminent les acides formique, buty-

Cette théorie nous apprend déjà qu'il nous faudra dans le traitement employer des alcalins et faire une antisepsie rigoureuse du tube digestif.

Pour M. Lécorché les causes de l'uricémie sont différentes et voici sa théorie : *La cellule vivante modifie elle-même les principes albuminoïdes*, assimilant les uns et rejetant les autres. Elle transforme les matériaux de nutrition suivant ses besoins et en cela agit comme un ferment figuré et la nutrition devient de la sorte une fermentation ainsi que tendent à le prouver les travaux de Pasteur et de Gautier.

Donc la cellule se nourrit aux dépens des matières albuminoïdes. Les déchets de la fermentation des albuminoïdes, les leucomaïnes, sont comburés par l'oxygène qu'amènent les globules rouges et éliminés par la sueur, l'intestin, les urines.

Si donc les cellules organiques sont en suractivité, elles produisent une dissociation

rique, valérique ; par l'intestin, l'acide cholalique, etc. ; par les urines, l'acide urique, hippurique, oxalique.

exagérée des matériaux azotés ; l'oxygène ne suffit plus à brûler tous les déchets qui s'accumulent dans l'organisme sous la forme d'acide urique, oxalique, etc.

Cette théorie de l'hypernutrition cellulaire, et celle du professeur Bouchard nous serviront à établir un traitement de l'uricémie et partant de l'herpétisme.

Dans tous les cas la cause essentielle est l'excès d'acide urique dans l'organisme et c'est d'abord par un régime alimentaire qu'il faudra la combattre (1).

A) **Régime alimentaire**. — Nous avons vu que les manifestations herpétiques sont souvent consécutives à une alimentation trop azotée, à l'abus des viandes noires, du gibier, du foie gras et des vins trop capiteux.

Il sera donc de première nécessité d'empê-

(1) Pour M. Bouchard il y a donc ralentissement de la nutrition cellulaire et destruction incomplète des substances organiques ; pour M. Lécorché il y a au contraire hypernutrition cellulaire.

cher les abus de table. Pour cela M. G. Sée indique, pour la ration quotidienne, 240 gr. de viande (représentant 120 grammes de matières albuminoïdes), 70 grammes de graisses et 500 grammes de matières féculentes ou sucrées (représentant 250 grammes d'hydrates de carbone).

Voici du reste le détail de cette diététique d'après Bouchardat et Dujardin-Beaumetz.

Viandes. — Des viandes blanches, des volailles, à la rigueur du bœuf et du mouton, mais en quantité moins grande.

Pas de gibier ; peu d'œufs ; peu de poissons ; pas de mollusques ni de crustacés. Très peu d'aliments gras.

Pas de fromages avancés, coulants.

Légumes. — Presque tous les légumes, les légumes verts principalement, les salades.

Pas d'oseille, ni d'épinards, ni de tomates, à cause de la quantité considérable d'acide oxalique qu'ils contiennent ; peu de choux et de choux-fleurs, peu d'aliments féculents haricots, lentilles, pois). Le pain doit être modéré, mais on peut le remplacer, comme l'a proposé Bouchardat, par la pomme de terre cuite à l'eau.

Pas de truffes, ni de champignons, ni de condiments (poivre, piments, pickles anglais).

Fruits. — Ils sont tous bons et recommandés, principalement le raisin et les fraises qui facilitent les évacuations et sont légèrement laxatifs. Peu importe en effet par où l' « uricémique » se débarrasse des déchets de sa nutrition pourvu qu'il s'en débarrasse.

La cure de raisin sera donc recommandée (1).

Boissons. — Le chapitre des boissons est très important dans le régime des goutteux car les liquides ont le double avantage de laver le rein et de dissoudre l'acide urique. On devra donc conseiller de boire *beau-*

(1) Dujardin-Beaumetz, « Hygiène alimentaire ». — Polin et Labit, « Hygiène alimentaire ». — Laumonier, « Hygiène de l'alimentation » (p. 234-240).

coup (1), et des eaux alcalines (Vichy, Contrexéville, Carlsbad, Evian, Vittel). Il n'est pas indifférent que les boissons soient prises chaudes ou froides. L'eau froide détermine une diurèse abondante, mais l'eau chaude séjourne plus longtemps dans l'organisme et s'imprègne plus facilement des déchets de la combustion incomplète.

Il est certain que le vin ne peut être mauvais si l'on en fait un usage modéré et parmi les vins il faudra recommander ceux qui sont peu chargés en tanin et en alcool (bordeaux léger et vieux, vins blancs légers). Le bourgogne pour l'herpétique ne vaut pas le bordeaux.

Eviter d'une façon absolue les vins-liqueurs, Marsala, Porto, Xérès, Frontignan, etc. (2).

---

(1) Outre l'eau prise aux repas, il est utile de boire un verre d'eau le matin au réveil et un autre le soir en se couchant pour prévenir la concentration des urines de la nuit toujours plus denses que celles du jour.

(2) Lancereaux défend le vin aux enfants nés de parents herpétiques et présentant eux-mêmes des dispositions à l'herpétisme.

Le lait, l'eau et la bière légère seront leurs bois-

Pas de bières anglaises trop alcoolisées porter, stout). Usage modéré de la bière de table très légère.

S'abstenir des eaux trop gazeuses comme l'eau de Seltz.

Ne faire usage que du cidre dont on est très sûr et éviter les cidres et les poirés fréquemment adultérés et alcoolisés.

S'abstenir absolument d'eau-de-vie, de liqueurs, d'apéritifs de toute espèce.

On peut prendre du café en infusion légère.

sons ordinaires, car le vin convient peu à ces enfants dont la sensibilité est excessive et qui se trouvent par cela même naturellement prédisposés aux désordres réflexes. « Cette boisson en effet exagère la prédisposition morbide, si elle ne contribue à amener des lésions matérielles des centres nerveux, ce qui n'a rien d'extraordinaire, lorsqu'on est, comme nous, pénétré de l'influence du régime des premières années sur la santé générale de toute la vie. Il est facile de comprendre que, pour modifier une prédisposition héréditaire comme l'herpétisme ou ne peut s'y prendre trop tôt, car, plus on tarde, plus la tâche devient difficile. De grandes précautions conviennent à l'époque de la puberté et pendant toute la période d'accroissement; un régime azoté, un exercice approprié aux forces, une aération convenable sont des conditions nécessaires à la bonne santé. »

M. Dujardin-Beaumetz interdit le thé qui contient 3 gr. 75 pour 1000 d'acide oxalique (1).

Eviter l'usage du chocolat (le cacao contient 4 gr. 5 d'acide oxalique pour 1000).

Le docteur J. Laumonier conseille aux repas de ne choisir qu'une seule sorte de plat, avec des légumes ou des fruits. Les repas seront sobres et répétés deux ou trois fois par jour si le besoin s'en fait sentir. Les heures seront rigoureusement fixées.

.   .   .   .

Faire un usage *très modéré* du tabac (2).

(1) Tout récemment, en Allemagne, on a légèrement modifié ce régime en autorisant largement les œufs, les poissons, les huîtres, les coquillages, même les viandes grasses et le beurre, mais en proscrivant l'usage des conserves, des pâtés, de la pâtisserie, des féculents, du vinaigre, du tabac, du café et des alcools. Les boissons devront être abondantes et prises tièdes (Diététique à l'usage des praticiens, traduct. du docteur E. Vogt).

(2) Par son action sur le système nerveux, sur les voies aériennes et digestives, le tabac convient peu aux herpétiques.

En général il est mal supporté et provoque des nausées, de l'oppression et des palpitations. De plus

B) **Exercices physiques**. — Nous avons vu que chez l'uricémique c'est-à-dire chez le goutteux ou l'herpétique le coefficient d'oxydation des matières organiques est inférieur à la normale. La théorie de M. Bouchard nous a appris que les cellules de l'organisme ne dépensaient pas assez d'oxygène. Il est donc évident qu'au régime alimentaire que nous avons étudié, il faudra ajouter les exercices musculaires, les exercices modérés mais fréquents qui favoriseront la combustion des matières albuminoïdes et transformeront l'acide urique en urée beaucoup plus soluble. L'herpétique devra marcher aussitôt la digestion commencée et pendant une heure et demie ou deux heures après ses repas. Cependant il faut insister sur *la régularité, la modération* et la *méthode* avec laquelle on devra se livrer aux exercices physiques. Il faut savoir qu'après

irrite les muqueuses de la bouche, du pharynx et du larynx qui dans ces conditions sont si fréquemment altérées.

On devra donc le plus souvent proscrire le tabac. Que l'on sache en tous cas que l'usage de la pipe est préférable à celui du cigare ou de la cigarette.

des exercices trop violents la quantité des acides de l'organisme augmente ; si l'on ajoute à cela la fatigue consécutive chez l'individu mal entraîné, on comprendra qu'il peut se produire une poussée herpétique due à l'exagération de la fatigue musculaire.

. . . .

L'herpétique ne devra pas prolonger trop ses heures de sommeil ; sept heures ou sept heures et demie doivent être un maximum. Il ne devra pas rester inoccupé et le désœuvrement le conduirait vite à la neurasthénie.

Du reste son esprit actif veut trouver son emploi et la plupart du temps l'herpétique travaille. L'excès de travail intellectuel serait aussi néfaste que l'inaction absolue et il existe des exemples de savants qui ont vu coïncider des poussées d'herpétisme avec une exagération dans la somme de travail qu'ils avaient donnée. Le plus célèbre des uricémiques, Sydenham, eut le plus violent de ses accès à la suite de l'excès de travail que nécessita son traité de la goutte.

— J'ai dit que l'herpétique devenait facilement un neurasthénique. La crainte de poussées d'herpès toujours renouvelées, les désordres fonctionnels qui les suivent, la susceptibilité nerveuse toute spéciale de l'herpétique font souvent de lui un individu inquiet, morose, hypochondriaque. Les occupations, les plaisirs modérés, les voyages amélioreront cet état nerveux. Dans des cas semblables on se trouvera bien d'un séjour à Eaux-Bonnes, à Cauterets ou au Mont-Dore et l'on peut utilement conseiller une élévation de 800 à 1200 mètres et un exercice sans fatigue accompagné, s'il est possible, d'hydrothérapie.

L'herpétique ne devra jamais se laisser abattre ou déprimer et s'il lui faut pratiquer une hygiène rigoureuse, cette hygiène devra être physique et morale.

. . . .

Nous avons vu que l'herpétique devait éviter l'excès de fatigue physique et la dépression consécutive. C'est dire qu'il devra s'abstenir des excès génitaux et aussi de l'inconstance dans les actes génitaux et nous répéterons à ce sujet ce que nous avons dit au début de notre étude sur l'herpès génital : « Chez l'homme l'herpès naît du coït tantôt avec une femme atteinte elle-même d'herpès, tantôt par une irritation provoquée par le coït ; chez la femme les causes sont à peu près les mêmes. Il n'est pas rare d'en constater l'apparition chez les jeunes mariées aux premiers contacts. Il peut aussi provenir du contact d'un homme atteint d'herpès. »

De même il faudra éviter d'une façon absolue les veilles trop fréquentes, les soirées passées au théâtre, les soupers, etc.

.   .   .   .

.   .   .   .

Il importe au plus haut point pour les herpétiques de veiller au bon fonctionnement de tous les émonctoires, puisque c'est par là que s'échappent les déchets de la nutrition. L'herpétique devra donc aller régulièrement tous les jour. à la garde-robe et, s'il ne le peut, il devra prendre des laxatifs légers, une cuillerée de sel de Seignette par exemple, comme le conseille Bouchardat, ou un verre d'eau purgative. De même il devra régulièrement vider sa vessie sans jamais attendre d'en être pressé par le besoin.

. . . .

Les soins de la peau lui ont particulièrement utiles et nous verrons dans un chapitre suivant que ces soins appliqués avec une certaine méthode peuvent reculer, sinon arrêter, les manifestations herpétiques sur les organes génitaux.

Scudamore n'autorisait les goutteux et les herpétiques à faire usage que d'eau tiède ; nous ne voyons cependant aucun inconvénient à employer les affusions froides.

Les frictions sèches ou alcoolisées doivent être faites régulièrement.

Les bains froids peuvent produire des phénomènes congestifs dans les cas où les reins et la vessie ne sont pas absolument sains. Par contre les *bains chauds* et surtout les bains *alcalins* ont une utilité incontestable. Pfeiffer a démontré que chez un goutteux soumis à une série de bains chauds renfermant du chlorure de sodium, l'urine filtrée d'après son procédé, ne cède plus d'acide urique au filtre, bien qu'avant le bain elle lui en cédât en notable proportion.

Nous aurons terminé notre étude de l'hygiène de l'herpétique et nous pourrons aborder la thérapeutique de cette maladie, lorsque nous aurons conseillé aux herpétiques d'éviter le froid et surtout le froid humide. L'expérience prouve que c'est surtout dans les saisons et dans les climats froids et humides que se produisent les manifestations herpétiques.

.   .   .   .

.   .   .   .

Les médecins même les plus éminents, mettent aujourd'hui une certaine coquetterie à prescrire à leurs malades des moyens hygiéniques, des régimes très complets, plutôt que des remèdes compliqués, coûteux et dont l'effet curatif est parfois illusoire. Il est certain que dans bien des cas et en particulier dans celui de l'herpétisme, les malades qui ont la volonté et le courage de suivre avec scrupule ces moyens hygiéniques, se montrent satisfaits de ce changement.

V

TRAITEMENT GÉNÉRAL

Avant d'aborder l étude du traitement des manifestations de l'herpès sur les organes génitaux, nous voulons faire un résumé du traitement général de l'herpétisme.

Nous connaissons déjà deux grandes indications qui sont de débarrasser le sang des principes excrémentitiels en excès et de prévenir la dyscrasie.

Or, nous savons que celle-ci consiste en un trouble spécial de l'appareil nerveux, transmis le plus souvent par l'hérédité.

Par conséquent le système nerveux doit être avant tout visé par le médecin.

Il faudra, aussitôt que possible, chez l'enfant même, modifier la susceptibilité nerveuse, l'excitabilité réflexe exagérée qui est l'essence même de l'herpétisme.

Dès le berceau, les enfants de souche arthritique ou herpétique sont remuants, criards, dorment mal, se pâment sans raison et sont susceptibles de tomber en convulsions. Plus tard, dans la seconde enfance, ils seront sujets aux terreurs nocturnes, la migraine est commune chez eux. Outre la migraine, ils présentent des céphalées paroxystiques et intermittentes, survenant par crises plus ou moins éloignées et pouvant s'accompagner de neurasthénie.

Si les moyens hygiéniques ont ici leur action, il ne faudra pas négliger les moyens médicamenteux. De tous ceux qui pourront le mieux modifier la sensibilité réflexe, le bromure de potassium est le mieux supporté.

On doit le donner à petites doses et pendant longtemps seul ou associé dans la potion des trois bromures.

S'il existe des lésions matérielles des organes, l'iodure de potassium et l'arsenic rendront de grands services, mais il faudra en

cesser l'usage dès que ces lésions auront disparu.

Période de désordres fonctionnels. —
Il est certain que dans cette période il suffira
d'employer des agents purement dynamiques
et qu'il n'y aura nul besoin de faire appel aux
modificateurs de la nutrition.

Le sulfate de quinine, la digitale, l'ergot de
seigle, l'hydrate de chloral, l'aconitine suffi-
ront pour remplir toutes les indications thérapeutiques pendant cette période.

La quinine se dissout dans l'acide chlorhy-
drique de l'estomac et s'absorbe en nature ou
à l'état de chlorhydrate. Les sels de quinine,
sulfate et chlorhydrate, s'absorbent après leur
dissolution, mais celle du chlorhydrate est
plus facile et plus rapide que celle du sulfate.

L'élimination se fait très rapidement par
toutes les sécrétions et surtout par l'urine.
Elle sera un agent précieux contre les névralgies de l'herpétisme. On pourra l'employer
seule ou associée à l'antipyrine. L'antipyrine
rend les mêmes services par son influence

dépressive sur les centres nerveux, par la rapidité avec laquelle elle émousse la sensibilité, fait diminuer les réflexes et calme la douleur.

Malgré le rôle utile de l'antipyrine, il est préférable d'employer la quinine seule, car l'antipyrine ralentit la nutrition et diminue la sécrétion urinaire.

Les viscéralgies et les migraines si fréquentes dans cette période de l'herpétisme sont également bien calmées par le chlorhydrate de quinine.

L'usage de ce médicament réussit encore dans des cas d'hémorrhagie intermittente et, par conséquent, il est apte à combattre les désordres vaso-moteurs. Il a ainsi la propriété de s'opposer à la plupart des manifestations de la première phase ou phase dynamique de l'herpétisme.

Les préparations de digitale, utilement administrées contre les migraines, les palpitations et les battements artériels, peuvent être dangereuses lorsqu'on en prolongé l'em-

ploi. Mais après une interruption momenta-
née, on peut les prescrire à nouveau.

L'ergot de seigle et l'ergotine, dont l'action
spéciale sur la fibre musculaire lisse est bien
connue, trouvent leur indication lorsqu'il se
produit des congestions et des hémorrhagies
névropathiques, épistaxis, hémoptysies et surtout métrorrhagies. Leur emploi est avanta-
geusement combiné avec celui de la digitale
et des opiacés.

M. Lancereaux (1) à qui nous empruntons
les données principales de ce résumé thérapeutique conseille aussi la noix vomique et
son alcaloïde la strychnine, comme toniques
et quand le tube digestif et le système musculaire ont besoin d'être stimulés.

« L'opium et la morphine calment la douleur partout où elle se trouve ; mais quand il
s'agit de névralgies paroxystiques, ces médicaments n'ont jamais l'efficacité de la quinine.

Quelques malades, tourmentés par l'insom-

---

1) Lancereaux, Traité de l'herpétisme.

nie, se trouvent bien cependant de l'usage, chaque soir, d'une pilule de 0 gr. 05 centigr. d'extrait thébaïque ou d'une cuillerée de sirop de morphine, principalement dans la phase avancée de la maladie, quand, par suite d'une lésion du système artériel, il existe un certain degré d'anémie cérébrale. Il importe cependant de savoir que l'herpétique est d'une façon générale très sensible à l'action des médicaments opiacés et à celle de la morphine en particulier.

Une dose même faible, un centigramme par exemple, peut être suivie de refroidissement des extrémités et de vomissements, surtout chez la femme, qui n'a pas soin de garder le repos après une injection de ce genre.

Le bromure de potassium diminue, nous l'avons vu, l'excitabilité nerveuse et le pouvoir réflexe de la moelle.

Son emploi, qui n'offre nullement l'inconvénient chimérique d'affaiblir l'intelligence, diminuera les douleurs vagues, erratiques, dont se plaignent si souvent les herpétiques et leur donnera le sommeil.

L'hydrate de chloral est un médicament précieux contre l'insomnie.

Lancereaux l'emploie chaque fois qu'il survient des crises aiguës d'hypochondrie jointes naturellement à l'insomnie. « Nous l'avons vu rendre les plus grands services dans ces derniers accidents, qui sont des plus redoutables. Les malades surexcités, en proie à la tristesse, poursuivis par des idées fixes et surtout inquiets de leur santé, atteints de douleurs diverses, sans appétit, sont constamment agités et dans l'impossibilité de prendre un sommeil réparateur. Jointe aux troubles des fonctions digestives, cette insomnie est une nouvelle cause d'excitation cérébrale ; aussi en arrive-t-on en pareil cas à placer les malades dans des maisons spéciales. Plusieurs fois il nous est arrivé de nous opposer à cette mesure rigoureuse et d'apporter à ces malheureux un soulagement réel et prompt en leur donnant du chloral. Sous l'influence de cet agent administré à la dose de deux à quatre grammes, l'insomnie ne tarde pas à disparaître, l'excitabilité nerveuse diminue et le calme renaît peu à peu dans l'esprit ; puis avec le temps et un régime approprié, le plus souvent lacté, l'appétit et les forces reparaissent et le malade rentre dans son état antérieur. »

Les effets du chloral pris à la dose de 2 à 3 grammes sont une lassitude et un assoupissement rapides. Il est très rare qu'il y ait une période d'excitation. Le sommeil arrive au bout de quinze à vingt minutes, calme et tranquille. Pendant le sommeil, la respiration et la circulation se ralentissent, la pupille se rétrécit.

Les réflexes, ni la sensibilité ne sont supprimés et il est facile de réveiller le sujet. Au réveil, il n'y a ni malaises, ni nausées, ni céphalalgie, phénomènes habituels du sommeil morphinique.

Il s'élimine en nature par l'urine. Son emploi ne peut donc dans aucun cas être nocif.

Le *sulfate de strychnine* s'emploiera comme stimulant et dans les troubles gastro-intestinaux que l'on a si souvent à soigner chez les herpétiques (dyspepsie atonique, flatulence). On l'emploiera également comme

amer dans l'inappétence. (Hayem et Wagner
ont observé que la strychnine augmente l'aci-
dité du suc gastrique.)

On utilisera son action sur les sécrétions et
l'élimination. Elle est en effet diurétique par
suite de l'élévation de la pression vasculaire
Elle paraît enfin surtout indiquée dans le syndrome adynamie avec faiblesse nerveuse et
vasculaire.

On aura donc ici à la prescrire pour relever
le système nerveux et activer la circulation.

Dans l'*aconit* on utilisera l'action diurétique
et sudorifique mais surtout l'action calmante
dans les névralgies (névralgies du trijumeau).

PÉRIODE DES DÉSORDRES MATÉRIELS

Dans cette phase il faut considérer deux
sortes d'accidents consistant, les uns en des
poussées congestives passagères et plus ou
moins aiguës, les autres en des lésions proli-
fératives lentes et progressives.

« Le salicylate de soude à la dose de 3 gr. à

5 gr., pris en potion ou en cachets, réussit généralement à modifier les fluxions articulaires. »

Telle est l'opinion de Lancereaux.

J'estime que le salicylate de soude qui est spécifique du rhumatisme articulaire aigu et agit dans ce cas en faisant acte d'antisepsie et de neutralisation microbienne, car cette maladie est de nature microbienne, ne peut être d'aucune utilité dans les manifestations articulaires de l'uricémie. Nous devrons employer seulement, contre ces manifestations, l'antipyrine et surtout l'iodure de potassium et l'iode.

Ce sont les seuls agents utiles qui constituent la *médication iodurée*.

Après l'avoir très brièvement étudiée, nous passerons à la *médication alcaline* qui est la vraie médication des herpétiques et nous terminerons par l'étude des eaux minérales qui sont utiles au traitement de la diathèse.

Médication iodurée (1). — L'iode est prescrite à l'intérieur et est un heureux modificateur dans les poussées articulaires. Mais son usage n'est recommandable qu'avec quelques précautions. La première est d'en masquer la saveur et d'en assurer la solubilité en diluant la teinture d'iode dans un verre à bordeaux d'un vin fortement alcoolisé. La seconde est de ne la prescrire qu'au moment ou à la fin des repas.

L'iodure de potassium est beaucoup plus usité. Non seulement il produit les meilleurs effets dans les manifestations articulaires de l'herpétisme, mais il est encore le meilleur agent à opposer aux désordres du système artériel.

(1) Cette médication était appelée autrefois : médication altérante.

Les *altérants*, suivant Trousseau et Pidoux, sont des médicaments qui dénaturent le sang et les humeurs, leur enlèvent leur aptitude à fournir des matériaux aux phlegmasies aiguës ou chroniques. La théorie de l'action altérante n'a plus cours aujourd'hui.

Quoiqu'il en soit, l'iodure est cependant un altérant en ce sens qu'il exagère les processus de désassimilation.

« Lorsque les lésions articulaires sont peu avancées et les cartilages non encore détruits, il est possible d'arriver à la guérison par la résorption des ostéophytes péri-articulaires ; mais en tout cas, l'emploi de l'iodure de potassium permet d'enrayer les progrès du mal si on a soin d'en continuer l'emploi pendant plusieurs mois et même des années. » (Lancereaux).

Ce qui est incontestable, c'est que l'iodure de potassium est un régulateur de la circulation et qu'il a en même temps une action « réductrice rétractante » sur les tissus connectifs,

Il agit avec succès sur les altérations du sang vaso-constrictives (c'est-à-dire l'hypertension artérielle). Celles-ci résultent soit d'une déviation nutritive qui surcharge le sang de produits toxiques, soit d'une élimination défectueuse des toxines normales, soit enfin d'une absorption en excès de substances toxiques étrangères à l'organisme. Une des causes directes de ces troubles d'hypertension artérielle est l'arthritisme.

L'hypertension artérielle dont le résultat est

une hypertrophie essentielle du cœur est le fait dominant dans l'artério-sclérose.

Bon nombre d'herpétiques, devenus des artério-scléreux, tireront de l'emploi de l'iodure de potassium d'excellents avantages.

Pour éviter les accidents d'iodisme il est indiqué de s'assurer de la pureté du médicament et de le prendre au milieu des repas ; on pourra quelquefois lui associer avec avantage un petite dose d'opium.

On dit communément que souvent les doses élevées plus diurétiques, sont mieux supportées que les faibles doses. Briquet (d'Armentières) s'est efforcé de reviser cette manière de voir et ses statistiques prouvent que plus la dose donnée est forte, plus le sujet est exposé à présenter de l'iodisme.

Dans le cas particulier qui nous intéresse, des doses de 1 gr. 50 à 2 grammes devront être considérées comme maxima et étant donné que le médicament devra être pris pendant longtemps pour modifier une disposition organique morbide, je ne donne jamais l'iodure qu'à la dose de 1 gramme par jour.

Arsenic et Arsenicaux. — L'arsenic est après l'iodure de potassium le médicament le plus efficace contre les manifestations de l'herpès.

Il a été administré avec grand succès dans l'arthrite déformante (Bardsley, Guéneau de Mussy et enfin Charcot). Le médicament peut être dans ce cas donné de la façon suivante : Arséniate de soude, 1 à 3 grammes dans un bain avec 100 à 150 grammes de carbonate de soude. Ce bain devra être pris dans une période d'accalmie, c'est-à-dire entre les crises douloureuses.

Pour Lancereaux : « les préparations arsenicales, sans efficacité contre les ostéophytes des extrémités osseuses, ont au contraire une certaine action lorsque la synoviale et les ligaments sont particulièrement affectés ; de sorte que ces préparations auraient leurs indications comme l'iodure de potassium et qu'il serait avantageux de les prescrire simultanément dans certains cas. . . . .

« Les lésions articulaires ne sont pas les

seuls désordres auxquels s'adresse l'arsenic.

« Cette substance trouve spécialement son indication *dans les affections herpétiques de la peau et des membranes muqueuses. Aussi est-elle employée utilement contre la plupart des affections chroniques érythémateuses, vésiculeuses ou squameuses.* Son action, qu'il n'est pas possible de mettre en doute, s'établit vraisemblablement par le système nerveux, car il n'est pas rare de voir le prurit céder tout d'abord à son influence, après quoi la lésion cutanée s'efface et disparaît peu à peu. »

Ajoutons enfin que l'arsenic a le meilleur effet dans l'asthme et qu'il est un remarquable remède dans l'anémie. On aura donc encore à l'employer dans ce cas chez les herpétiques.

Mais il faut savoir qu'il est contre-indiqué toutes les fois que l'estomac fonctionne difficilement et que le système nerveux est surexcité.

On le donnera sous la forme de liqueur de

Fowler à la dose de 3 à 10 gouttes deux fois par jour à la fin des repas ou d'arséniate de soude (1).

Médication alcaline (2). — M. Lance-

(1) On a voulu essayer contre l'herpès cutané, le *cacodylate de soude*. Après avoir paru supérieur aux arsenicaux usuels, il n'a pas donné tous les bons résultats qu'on en attendait. Dans un dixième des cas, il est resté sans action. Les récidives sont assez fréquentes et les poussées ne sont pas complètement enrayées, même au cours du traitement (Danlos). Il nous semble que le cacodylate de soude qui peut rendre des services immenses dans la tuberculose et dans les maladies qui résultent d'une *désassimilation profonde et consomptive* ne peut à cause même de son action puissante, être employé dans l'herpétisme qu'à la condition de l'être à une dose minima. On injectera par exemple 0 gr. 02 cent. par vingt-quatre heures et on ne continuera pas les injections plus de sept jours. Il faudra suspendre le médicament dès la fin des manifestations.

(2) Nous ne faisons dans notre traitement aucune place aux *diurétiques*. Que ceux-ci facilitent l'élimination par la voie rénale de certains principes nuisibles, cela n'est pas douteux ; mais il est certain que ceux-ci ne débarrassent pas le sang des principes excrémentitiels qu'il contient en excès. Qu'on donne à un uricémique, même pendant longtemps, un diurétique quelconque, la proportion d'acide urique que contient le sang ne diminuera pas d'une façon sensible et les manifestations de la maladie ne seront nullement entravées.

reaux supprime pour ainsi dire absolument la médication alcaline. Il en réduit l'emploi aux seuls cas de dyspepsie acide avec aigreurs, pyrosis, vertiges.

C'est par suite d'une action du système nerveux que les herpétiques ont à souffrir d'un désordre de la nutrition et sont par suite uricémiques, dit M. Lancereaux. Donc c'est au système nerveux que doit s'adresser toute médication.

Il n'en est pas moins vrai que tout en combattant la cause on peut aussi combattre l'effet et les alcalins, qui activent la nutrition et favorisent les combustions, sont pour cela de merveilleux auxiliaires (1).

(1) Les alcalins facilitent les oxydations. Ce fait signalé par Chevreul dès 1825 est devenu la base d'une théorie (Mialhe) d'après laquelle les alcalis introduits dans l'organisme seraient de puissants *agents d'oxydation*. S'il en est ainsi, les produits de la combustion, urée et acide carbonique, doivent augmenter. Seegen, Martin-Damourette et Hyades ont en effet observé une *augmentation de l'urée dans d'énormes proportions* sous l'influence de 5 gr. de bicarbonate de soude par jour ; *en même temps l'acide urique a considérablement diminué*, ce qui signifie que les alcalins

On emploie surtout le *bicarbonate de soude* et le *benzoate de soude* que l'on associe au benzo-naphtol (1). Nous reviendrons du reste longuement sur ce sujet en étudiant l'eau de Vichy.

Le carbonate de lithine est un des meilleurs dissolvants de l'acide urique et des urates (Lipowitz, Ure, Garrod).

Ayant placé dans des solutions concentrées de carbonate de lithine, de potasse et de soude des fragments d'os incrustés d'urate de soude, Garrod vit ses os se débarrasser de leur dépôt goutteux en quarante-huit heures sous l'influence de la lithine, tandis que la solution potassique mit beaucoup plus de temps à opérer cette dissolution et que le carbonate de soude ne paraissait guère agir. Les choses se passeraient de même dans l'organisme. Cepen-

perfectionnent la nutrition dans toute la série des actes qui la constituent. (Manquat, I vol., p. 828).

(1) Benzoate de naphtol β. Il se dédouble dans l'intestin en naphtol et acide benzoique. C'est donc un bon antiseptique de l'intestin. Gilbert a démontré que l'antisepsie intestinale réalisée par le benzo-naphtol diminuait la toxicité de l'urine.

dant, employé pendant longtemps, le carbonate de lithine a l'inconvénient de provoquer des troubles gastriques (Bouchard).

MÉDICAMENTS ANTIDIATHÉSIQUES

Gigot-Suard appelait ainsi le colchique et le café vert ; nous n'attribuons pas au café vert les mêmes vertus que Gigot-Suard. Mais il est certain que le *colchique* continué pendant un temps suffisant diminue notablement la proportion d'acide urique excrétée par l'urine (Lécorché). Taylor a observé la disparition de l'urée et de l'acide urique dans le sang après douze jours d'un traitement par le colchique.

Le mode d'action de ce médicament est inconnu. Graves pense qu'il s'oppose à la formation d'acide urique dans le sang. Rendu suppose que c'est par son action sur le système nerveux cérébro-spinal qu'il retentit sur les jointures malades.

L'emploi du colchique ne doit pas être prolongé au-delà de l'attaque de goutte. C'est pendant l'accès qu'il doit servir.

Pour Soulier il a une action palliative contre une hyperthermie trop accusée, des douleurs trop intenses, une durée trop prolongée ; mais il y a contre-indication du colchique dans les périodes intercalaires pendant lesquelles il ne peut avoir qu'une action pernicieuse, parce qu'il déprime l'organisme et le processus d'oxydation.

.   .   .   .

.   .   .   .

En somme se sont les modificateurs du système nerveux, la quinine, le bromure et l'iodure de potassium et l'arsenic qui seront nos aides les plus sûrs, pour traiter la diathèse herpétique dans son origine même qui est un désordre primitif du système nerveux.

Nous terminerons l'étude de ce traitement par un tableau des eaux minérales utiles à l'herpétique.

VI

EAUX MINÉRALES

Les eaux minérales jouent un rôle très actif dans le traitement de l'herpétisme.

Il ne faut pas l'exagérer, et faire de la médication thermale l'unique agent thérapeutique, mais elle a une incontestable efficacité. L'indication des eaux minérales doit varier suivant les désordres et les manifestations herpétiques.

S'il s'agit de modérer les troubles du système nerveux et s'il n'y a pas encore de lésions matérielles, c'est-à-dire si l'on est dans la première phase de l'herpétisme, on devra conseiller les eaux peu minéralisées et dans lesquelles l'hydrothérapie joue le premier rôle : telles sont les eaux de Plombières, Néris, Bains, Luxeuil, Bourbon-Lancy, etc.

« Ces eaux, dit Lancereaux, sont bien supportées, malgré la susceptibilité nerveuse excessive des personnes auxquelles elles s'adressent. Leur action, associée aux avantages qui proviennent du changement d'air, de l'absence de préoccupations et de l'éloignement des affaires, produit en général d'excellents résultats. Les névralgies, les dyspepsies, les palpitations, la diarrhée, la constipation même et beaucoup d'autres désordres se trouvent également bien de cette médication. » . . . .

Si en même temps que ces désordres, il existe une anémie prononcée, les eaux minérales arsenicales seront indiquées (1).

Les eaux sulfureuses ont été très vantées et on leur a même attribué une action spécifique. Il est certain qu'elles favorisent, stimulent les fonctions de nutrition et d'assimilation.

Elles seraient « une sorte de coup de fouet

(1) Les eaux minérales renfermant du fer, même en petite quantité (Forges, Spa, Schwalbach) sont mal supportées par les herpétiques, en raison même de l'état de leur système nerveux.

aux manifestations de l'herpétisme qui d'abord les rendraient plus aiguës, mais de la sorte les modifierait et favoriserait leur disparition. » Sous leur influence, les lésions cutanées et muqueuses commencent en effet à s'exaspérer et à s'étendre... pour disparaître plus tard. C'est aux stations des Pyrénées, Eaux-Bonnes, Cauterets, Luchon, que se font soigner beaucoup d'herpétiques atteints d'affections de la peau. Mais il faut bien reconnaître que l'efficacité des eaux sulfureuses est loin d'être assurée, que souvent ces eaux rendent les malades plus excitables, plus nerveux et qu'elles peuvent être même dangereuses dans les cas où il existe des lésions du système circulatoire (Lancereaux).

Nous recommanderons tout particulièrement pour les herpétiques entrés dans la phase des désordres matériels les eaux alcalines, les eaux arsenicales et les eaux lithinées pour la même raison que nous avons vivement recommandé dans notre traitement les alcalins, l'arsenic et la lithine.

L'indication de la préférence à accorder à

telle de ces eaux minérales plutôt qu'à telle autre reposera dans la nature des désordres ou des troubles que l'on aura à combattre et le praticien les indiquera comme il indiquerait leurs principes actifs.

Nous ne voulons pas ici insister plus longtemps sur les eaux minérales et nous renvoyons à ce sujet aux traités spéciaux. Disons cependant que les eaux alcalines (Vals, Vichy *Mont-Dore*) et les eaux arsenicales (La Bourboule, Plombières, *Mont-Dore*), par la décharge d'acide urique qu'elles produisent dans l'organisme et par leur action **tonique** et stimulante nous paraissent être **par** excellence les eaux minérales de l'herpétique.

Eaux alcalines.

	Bicarbonate de soude
Vals.	7,10 par litre.
Vichy	4,80
Châteauneuf	3,78
Boulou.	2,40
Saint-Alban	1,20

Chaudesaigues . .	0,50
Mont-Dore. . . .	0,30
Apollinaris. . . .	1,20
Chateldon	1,00

Eaux arsenicales.

La Bourboule	0 gr. 014 par litre
Plombières	0 gr. 069
Mont-Dore.	0 gr. 005
Vichy.	0 gr. 003

Eaux sulfureuses.

	Températ.	Sulfure de sodium
Amélie-les-Bains. . .	43°	0,04 par litre.
Barèges.	42°	0,04
Cauterets	48°	0,02
Saint-Sauveur	35°	0,02
Eaux-Bonnes	33°	0,02
Eaux-Chaudes	35°	0,01
Moligt	37°	0,03
Vernet	47°	0,06
Ax	47°75	0,01
Bagnères-de-Luchon .	47°56	0,08

Eaux lithinées.

Obersalzbrun (Prusse, Silésie). 0 gr. 01
Soulzmatt (Allemagne, Haute-
   Alsace). . . . . 0 gr. 02
Vals. . . . . 0 gr. 01 à 0 gr. 04
Saint-Nectaire . . . . 57 milligr.
Salvator (Hongrie) . . . . . 0 gr. 12

QUELQUES FORMULES

DE LA
MÉDICATION DE L'HERPÉTISME

Migraines. — Viscéralgies.

Tous les soirs, avant le dîner, cinq jours par semaine, une des pilules suivantes dans un verre d'eau lithinée.

Valérianate de quinine.	1 gr.
Extrait de colchique	0 gr. 30
Extrait de digitale	0 gr. 20
Poudre de feuilles d'aconit. .	0 gr. 10

(Dr Bommier d'Arras.)

Lorsque les douleurs sont très intenses et dans les formes graves, on peut donner :

Sulfate de quinine. .	1 gr. 50
Citrate de caféine . .	1 gr.
Morphine.	0 gr. 05
Sucre blanc.	10 gr.

En faire cinq paquets : un le matin et un le soir, et frictions avec :

Ammoniaque liquide . . ⎫ ââ 20 gr.
Ether nitrique . . . . . ⎭
Huile camphrée . . . . . 18 gr.
Essence d'anis. . . . . . 1 gr.

Palpitations.

Eau distillée. . . . . 300 gr.
Bromure de potassium .. . . 20 gr.
Teinture de digitale. . . . . 2 gr.
1 à 3 cuillerées par jour.

Hémorrhagies névropathiques.

Pilules de Huchard.

Ergotine. . . . . ⎫ ââ 2 gr.
Sulfate de quinine . . . . . . ⎭
Digitale pulvérisée. . . . . . ⎫ ââ 0 gr. 20
Extrait de jusquiame. . . . . . ⎭
F. s. a. 20 pilules. De 5 à 8 par jour.

Palpitations.

Teinture de veratrum viride. . . . . . . 1 gr.
Bromure de sodium. . . . . 5 gr.
Sirop d'écorces oranges amères. . . . . 50 gr.
Eau distillée . . . . 100 gr.
Deux cuillerées à soupe pendant les repas.

Stimulants. Toniques.

Acide arsénieux. . . . . 0,006 milligr.
Extrait de noix vomique 0,60   centig .
Hemogallol. . . . . 10 gr.
Gomme arabique. . . . . ⎫ ââ Q. S.
Sucre pulvérisé. . . . . ⎭

Pour 60 pilules : 2 pilules après les repas, trois fois par jour.

Granules de Dioscoride (2 à 5 par jour).
Liqueur de Fowler (XI à XX gouttes).
Arséniate de soude . . . . 0 gr. 05 cent.
Eau distillée. . . . . 30 gr.

X à XXV gouttes avant chacun des deux principaux repas

Extrait de kola . . . . 0 gr. 10 cent.
Poudre de noix vomique. . . . . 0 gr. 02 —
Poudre de kola. . . . . Q. S.

Pour 1 pilule n° 30, 2 à 10 pilules par jour.

Strychnine. . . . . 0 gr. 02 cent.
Eau. . . . . 100 gr.

Une cuillerée à café avant les repas.

Sédatifs, calmants.

Bromure de potassium. . . . .   2 gr.
Eau de laurier-cerise . . . .   10 gr.
Sirop de morphine . . . .   30 gr.
Eau de tilleul. . . . . 100 gr.

    F. s. a. par cuillerée à bouche.

Bromure de potassium. . . . . . : . .\
Bromure d'ammonium. . . . . } ââ 5 gr.\
Bromure de sodium. . . . .)
Sirop d'écorce d'oranges amères . . . .   200 gr.

   F. s. a. une cuillerée à soupe de ce sirop contient 1 gr. 50 de sel.

Potion hypnotique.

Bromure de potassium . . . . } ââ 2 gr.\
Hydrate de chloral. . . . .)
Sirop de groseilles . . . .   40 gr.
Eau de tilleul. . . . .   90 gr.

   A prendre en deux fois.

Lésions goutteuses des articulations.

Pendant l'attaque.

Antipyrine. . . . .   1 gr. à 3 gr.

   En cachet.

ou

Teinture de semences de colchique VIII gouttes

   4 fois par jour dans un peu de thé et

Sulfate de quinine. . . . .   1 gr.

   En 4 doses

                                        (Grasset).

Teinture de semences de colchique . . .
Alcoolature de racines d'aconit. . . .   ââ
Teinture de gaïac. . . . .   10 gr.
Teinture de quinine. . . . .

   XXX gouttes le matin, à midi, le soir dans
un verre d'infusion de feuilles de frêne.

                    (Dujardin-Baumetz).

Médication iodurée et arsenicale.

   Avant chaque repas, prendre pendant vingt
jours par mois, une cuillerée de :

Iodure de sodium . . . .   10 gr.
Arséniate de soude. . . . . :   0 gr. 10
Eau . . . .   300 gr.

Teinture d'iode . . . .   1 gr.
Iodure de potassium . . . .   10 —
Eau distillée. . . . .   250 —

                    (Debove et Gourin).

   Une cuillerée par jour

ou

Iodure de potassium . . . . 10 gr.
Eau distillée . . . . 300 —

(faire dissoudre)

Une cuillerée par jour pendant vingt jours par mois.

Une cuillerée à soupe de cette solution contient o gr. 50 d'iodure.

Arséniate de soude. . . . . 0 gr. 10
Eau distillée . . . . 300 gr.

Une cuillerée à soupe contient 5 milligr. d'arséniate de soude. Dose : 1 à 2 par jour.

Médication alcaline.

Bicarbonate de soude. . . . . } âa
Benzoate de soude . . . . } 0 gr. 50

Pour 1 cachet n° 20.

Associée aux amers :

Bicarbonate de soude. . . . . 0 gr. 50
Poudre de noix vomique. . . . . . . 0 gr. 05

Pour un cachet n° 20.

Benzoate de soude	2 gr.
Bicarbonate de soude.	10 —
Sirop de gentiane	ââ
Sirop de fumeterre.	200 gr.

(Brocq).

2 à 4 cuillerées à soupe par jour.

Lithine.

Carbonate de lithine	0 gr. 20

Pour une prise.

A prendre une prise, matin et soir, dans un grand verre de limonade gazeuse.

Acide benzoïque	0 gr. 10
Carbonate de lithine	0 gr. 20
Bicarbonate de soude.	0 gr. 50

Pour 1 cachet matin et soir.

Arséniate de soude	0 gr. 002
Carbonate de lithine	ââ 0 gr. 10
Extrait de gentiane.	

Pour 1 pilule 2 à 4 par jour.

(Martz, de Lyon).

Benzoate de lithine. . . . 0 gr. 10
Benzoate de soude. . . ⎫
Salol . . . . ⎬ ââ 0 gr. 50

Pour 1 cachet, 2 à 4 par jour (Martz).

Benzoate de lithine . . ⎫
Poudre de jaborandi. . ⎬ ââ 0 gr. 10
Extrait de gaïac . . . ⎭

Pour 1 pilule, 2 à 6 par jour.

TRAITEMENT PARTICULIER

DE

L'HERPÉTISME DES ORGANES GÉNITAUX

PRURIT : *a*) Traitement interne.

Valérianate d'ammoniaque 1 gr.
Sirop de menthe. . . . . 20 »
Eau de tilleul. . . . . . 125 »

2 à 4 cuillerées par jour (Brocq).

Teinture de belladone.

V à X gouttes par jour

ou mieux pour le prurit nocturne, prendre au dîner et le soir en se couchant un cachet de 0 gr. 50 d'antipyrine.

b) **Traitement externe ou traitement local.**

1° *Prurit anal.* — Lotions avec de l'eau boriquée à 4/100 et appliquer.

Pommade :

Cocaïne	0 gr.15
Extrait de Ratanhia	1 »
Extrait d'hamamélis. . . .	0 50
Vaseline	ââ 10 »
Lanoline	

Tenir l'anus constamment poudré de poudre de talc et d'oxyde de zinc.

Tous les trois jours badigeonner avec une solution de nitrate d'argent à 1/20.

Suppositoire :

Chlorhydrate de cocaïne	ââ 0 gr.01 à 0 g.03
Chlorhydrate de morph.	
Beurre de cacao.	3 »

(Vaucaire.)

Dans les cas rebelles, faire des cautérisations superficielles au thermo ou au galvanocautère.

2° *Prurit scrotal* (Brocq)

Envelopper le scrotum dans une tarlatane trempée dans un verre d'eau *très chaude* où l'on mettra quatre cuillerées de la solution :

Acide phénique . . . .   20 gr.
Glycérine . . . .   70 »
Alcool simple . . . .   25 »
Eau distillée. . . . . 300 »

3° *Prurit vulvaire.*

Lotions émollientes additionnées au chloral à 1 pour 100
ou appliquer une compresse imbibée de :

Hydrate de chloral. . . . .   5 gr.
Hydrolat de roses . . . . . 100 »
Eau distillée. . . . . 150 »
(Lutaud).

c) **Herpès génital.**

Grands bains d'amidon, ou de son. Soins de propreté rigoureux. Lotions locales très chaudes.

Herpès sec (vésicules peu nombreuses et ayant tendance à sécher), onctions avec de la vaseline : puis poudrer avec le mélange suivant :

> Oxyde de zinc . . . . . } ââ   1 gr.
> Calomel . . . . }
> Sous-nitrate de bismuth .   3 »
>
>   (Besnier).

ou bien :

> Salicylate de bismuth . . .   1 gr.
> Talc . . . .   10 »

ou lotions avec :

> Phénosalyl . . . .   1 gr.
> Eau . . . .   500 »
>
>   (Brocq).

Herpès humide (Balanite et balano-posthite herpétique).

>   (Vaucaire).

Lotions avec une solution phéniquée à 1/100 ou boriquée à 2/100. Puis faire un pansement avec le mélange suivant :

> Amidon pulvérisé . . . . .   100 gr.
> Salicylate de bismuth . . . .   1 »
> Tanin . . . .   5 »

Interposer entre les plis cutanés un linge fin.

Si la poudre irrite, enduire, avant de l'appliquer, les parties malades d'une légère couche d'onguent diachylon lanoliné.

On peut aussi, et c'est le moyen que je conseille, faire des lavages avec de l'eau blanche. On voit ainsi l'écoulement cesser plus rapidement.

Laisser *à demeure* dans la rainure balano-préputiale, une mèche ou un peu d'ouate hydrophile imbibée d'eau blanche ou simplement vaselinée.

Changer le pansement toutes les deux heures et laver de nouveau à l'eau blanche.

Si les lavages au sous-acétate de plomb liquide ne suffisaient pas, on pourrait laver de temps en temps avec une solution de nitrate d'argent à 1 gr. 50 °/₀.

Un très bon moyen préventif contre les balanites récidivantes consiste :

a) A *tanner* la muqueuse par des bains locaux dans une solution astringente (dans du vin blanc aromatique par exemple).

b) A pratiquer l'isolement permanent en

laissant dans la rainure balano-préputiale et même, s'il le faut, sur le gland, un voile d'ouate hydrophile, très ténu que l'on change matin et soir et que l'on pourra imbiber d'eau blanche.

Traitement abortif (Leloir).

Appliquer sur la partie malade des compresses imbibées du mélange :

Alcool à 90°...............	100 gr.
Résorcine.................	3 —
Cocaïne...................	1 à 2 —

Vulvite.

Lotions avec l'eau de Goulard.

Isolement des surfaces malades à l'aide d'un tampon d'ouate hydrophile imbibé de vaseline salolée ou salicylée à 0,20/30.

(Pott).

Introduire dans le vagin une bougie de :

    Iodoforme ou salol......   2 à 4 gr.
    Beurre de cacao.......   q. s.

F. s. a. une bougie longue de 0^m05 à 0^m08 et très mince.

TABLE

IMPRIMERIE F. DEVERDUN, BUZANÇAIS (INDRE)

www.ingramcontent.com/pod-product-compliance
Ingram Content Group UK Ltd.
Pitfield, Milton Keynes, MK11 3LW, UK
UKHW022047070726
13613UKWH00002B/715